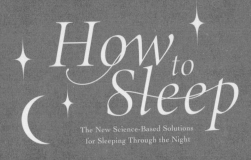

How to
Sleep

The New Science-Based Solutions
for Sleeping Through the Night

高质量
睡眠法

[美] 拉斐尔·佩拉约（Rafael Pelayo）——著

杨清波——译

中信出版集团 | 北京

图书在版编目（CIP）数据

高质量睡眠法 /（美）拉斐尔·佩拉约著；杨清波
译 . -- 北京：中信出版社，2022.2（2022.8 重印）
　书名原文：How to Sleep: The New Science-Based
Solutions for Sleeping Through the Night
　ISBN 978-7-5217-3673-1

　Ⅰ. ①高… Ⅱ. ①拉… ②杨… Ⅲ. ①睡眠－普及读
物 Ⅳ. ① R338.63-49

中国版本图书馆 CIP 数据核字（2021）第 213879 号

高质量睡眠法

著者：　　　[美]拉斐尔·佩拉约
译者：　　　杨清波
出版发行：中信出版集团股份有限公司
　　　　　（北京市朝阳区惠新东街甲 4 号富盛大厦 2 座　邮编　100029）
承印者：　　北京中科印刷有限公司

开本：880mm×1230mm 1/32　　　印张：6　　　　字数：100 千字
版次：2022 年 2 月第 1 版　　　　印次：2022 年 8 月第 2 次印刷
京权图字：01-2021-3215　　　　　书号：ISBN 978-7-5217-3673-1
定价：59.00 元

谨以此书献给我的朋友威廉·迪蒙特

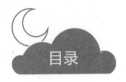

目录

第 2 章 _ 023

睡觉时为什么会打鼾？

第 3 章 _ 037

失眠了怎么办？

第 4 章 _ 059
什么影响了我们的睡眠？

活 动 060

饮 食 063

卧室环境　079

其他睡眠问题　086

第 5 章 _ 093

常见的睡眠障碍

第 6 章 _ 107
如何好好睡觉

第7章 _ 139
梦的解析

前　言

高质量的睡眠规则

所有人都需要睡眠。事实上，你在学会进食或呼吸前就已经会睡觉了。（我们甚至在出生前的几周就会做梦。）睡眠科学先驱艾伦·雷奇沙芬博士曾经说过："如果睡眠没有作用，那就是人类进化所犯的最大错误。"虽然睡眠的作用长期以来一直被视为一个谜，但越来越多的科学数据表明，睡眠是人类身体和大脑恢复活力的方式。人体的新陈代谢需要睡眠。这就是为什么我们睡眠不好的时候，醒来后会感觉脾气暴躁、注意力不集中。没有什么比睡个好觉更能让你感觉舒服的了。

但每一天，总有大约一半的人认为自己睡得不好。如果你经常在醒来时感到烦躁和疲惫，那就表明你可能有睡眠问题。无数人深受睡眠问题的困扰，而且这个问题正变得越来越严重。美国疾病控制与预防中心称睡眠障碍是社会的一种"流行病"。

你本可以睡得更好的。读完这本书，你肯定会睡得更好。作为一名研究睡眠医学的医生，我可以自信地向你保证这一点。在我超过 25 年的行医过程中，我一次又一次地看到，只要睡眠障碍患者遵守正确的规则，他们的睡眠质量就能得到极大改善。

旧的睡眠卫生规则已不起作用了

这种关于"睡眠流行病"的新闻报道最后通常都会给出一系列相似的建议，这些建议自 20 世纪 70 年代以来被统称为"睡眠卫生规则"。"睡眠卫生"这一术语被医疗专业人员和公众广泛使用，指的是一些彼此无关的要避免的事情，比如"不要在床上看书""睡觉前不要喝咖啡""不要躺在床上看电视""睡觉前不要喝酒"，等等。这一概念是已故知名医生彼得·豪利普及推广的，其出发点是好的，而且使人们意识到了睡眠的重要性。但是，尽管这些旧规则深入人心，单靠改善睡眠卫生还是很难切实帮助那些有严重睡眠问题的人。

我在实践中发现，睡眠卫生规则是解决睡眠障碍的一种很好的方法，但它过于简单。仅仅指望睡眠卫生来帮助一个有长期睡眠问题的人，就像告诉一个患有焦虑症的人"停止担忧"一样。几乎每个我接诊的新病人都告诉我，他们已经尝试了睡眠卫生规则。这些病人中的许多人甚至能把睡眠卫生规则倒背如流，但他们依然睡不好觉。尽管人们了解这些规则已经有几十年了，但无数人仍然在与睡眠障碍做斗争。

到目前为止收集到的数据也印证了我的观点：美国睡眠医学学会提供的资料清楚地表明，单凭睡眠卫生规则进行治疗的效果是比较差的，它最多只能作为辅助疗法。这是因为这些规则忽略了导致睡眠障碍的核心问题。如果一定要说它有什么"效果"的话，那就是遵循这些规则可能会适得其反。因为如果人们在尝试了睡眠卫生规则后仍然睡不好，那么他们就会归咎于自己，或者变得逆来顺受，接受糟糕的睡眠质量，因为他们认为自己已经"尝试了所有办法"。旧规则是一种笼统的方法，不能解决每个人的具体问题。

全新高质量睡眠规则

根据我多年的临床经验、科学研究和社会服务工作，我知道人们可以养成更好、更有效、长期稳定的睡眠模式。本书将介绍一套新的睡眠规则，旨在反映睡眠科学的进步，并提供一条清晰的路径，从而有效改善你的健康状况。这一切的起点是把高质量的睡眠放在第一位。只要打开这本书，你就已经开始行动了！

在第 1 章，我将退后一步，从生理角度解释睡眠的工作原理、睡眠的原因，以及睡眠对我们生活的重要性。我发现，通过将人们的个人睡眠问题置于科学的大背景之下，很快就会改变人们的观念。在第 2 章，我将深入探讨妨害高质量睡眠的最常见的生理障碍（从打鼾开始）。在第 3 章，我将介绍具体的技巧和方法，帮助你彻底摆脱失眠的困扰。在第 4 章，我不仅要说明日常生活方式（比如饮食和运动）对睡眠的影响，而且还要深入探讨有效的睡眠疗法，以及无效的睡眠疗法。在第 5 章，我将简要介绍一些比较棘手但不太常见的睡眠障碍，比如梦游和嗜睡症，因为学习如何改善睡眠永远都正是时候。在第 6 章，我将提供适用于婴儿、老年人以及其他所有人的睡眠策略。第 7 章探讨的是奇妙的梦境，以及睡眠思维这一奇迹背后令人兴奋的科学。

如果在阅读了前面提到的章节之后，你的睡眠仍然有问题，或者你觉得自己需要一些额外帮助来解决睡眠问题，那么你可能需要去看研究睡眠医学的医生。在第 8 章，我将引导你进行一次模拟问诊，向你展示如何结合最先进的技术和传统的医疗检测手段，来确定究竟是什么干扰了你的睡眠。

本书中的内容将帮助你提高睡眠质量，让你醒来时精神焕发，拥有更加健康的生活。现在，是时候消灭睡眠障碍这种"流行病"了。

第 1 章

我们为什么
要睡觉？

在你能睡得更好之前（你一定会睡得更好的），你需要从生理角度了解正常睡眠的原理。早期的科学家认为，睡眠只不过是一种不活跃的状态。直到人们能真正监测脑电波活动之后，我们才发现夜间的睡眠过程有趣而复杂，远非那种不活跃的状态。在我们睡觉的时候会发生很多事情，对睡眠中的大脑的科学研究不仅揭示了人体机能在睡眠中的运作方式，而且还揭示了睡眠对处于清醒状态下的我们的影响。可见，睡眠的奥秘不再那么神秘了。

大脑中的生物钟

我们的大脑中有所谓的昼夜节律或生物钟。这个微型计时器由一小群神经元组成，它们有一个共同的目的：使身体的生物节律与地球的自转周期同步。

这个"时钟"所处的位置非常完美：它位于大脑的底部，就在我们眼睛的后面，即视神经连接处的上方——视神经能将射入眼中的光线的信息传递给生物钟。（这一小块区域的血液供应在整个大脑中是最好的，这一点凸显了它的重要性。重度中风的人极有可能丧失语言能力或无法移动手臂，但他们的生物钟却不大容易受损。）

人体生物钟的内部节律比24小时略长一些，用以预测地轴倾斜的增量变化，而这会影响四季中昼夜的长短，因此生物钟往往会有误差。但是当我们早上醒来的时候，它会在第一束光照射进眼睛时进行重置。一旦大脑知道了光线照射进眼睛的时间，它就能预测次日黎明将在同一时间出现。这对我们的生存至关重要：在远古时期，我们如果离开了居住的部落或洞穴等安全地带，就必须确保自己能在黄昏之前回到家中，因为夜幕降临之后夜间掠食者就开始活跃起来；但如果我们出发得太晚或回来得太早，我们就可能会浪费白天狩猎和采摘的时间。

我们的生物钟会在夜晚来临时给我们发送入睡的信号，并在黎明来临时释放出化学物质让我们自然醒来。我们的目标应该是和这个生物钟协调同步，而不是与之背离。

因为我们的睡眠模式受到光线的影响，所以季节变化对睡眠需求产生影响并不奇怪。这些变化通常太过细微，不易察觉。但如果你住在距离两极较近的地方，比如阿拉斯加（那里的光照时间在不同季节变化很大），你可能会在冬天睡得更多，而在夏天睡得更少。随着人工光源的普及，很多人都误认为夜晚总是很短，所以最终睡眠时间越来越少。（这就是为什么无论你在哪里，你都要控制周围的光线以获得最佳睡眠，详见第4章。）

睡觉前是最清醒的

如果睡眠像汽车里的燃料一样，那么我们应该在刚醒来的时候精神最饱满，然后随着时间推移，一天中的精神会越来越差——就像汽车刚加满油时油量最大，开的时间越长，油就越少。但事实上，睡眠和精力的作用方式更为复杂。

大多数人醒来时都会有点儿犯困，即使整晚睡得都很安宁。在上午，我们会逐渐变得精神起来，但到了下午，我们可能又开始犯困。（这里需要说明的是，罪魁祸首不是你吃的午餐，因为无论是早餐还是晚餐都不会让我们犯困。）如果我们能摆脱下午的困倦，到了晚上，我们会发现自己比白天早些时候更清醒，即使我们的"燃料"即将耗尽。

之所以如此，是因为尽管我们保持清醒的时间越长，睡眠的压力就越大，但我们的生物钟会向大脑发送警报信号来对抗这种压力。这一信号在我们正常入睡前两小时最为强烈。这就解释了许多人都曾在晚上体验过的"突然的精神抖擞"，也解释了为什么熬夜比早睡更容易。

这种睡眠与清醒的昼夜节律调节有助于确保我们的生存。我们在睡觉前最清醒，因为此时此刻是我们以前的劲敌（比如狮子和老虎）出来猎食的时候；我们会在一天中最热的时候降低警觉性，短暂休息一下，因为这个时候我们的劲敌也需要休息。人体大脑中的这种生物钟是我们在进化过程中获得的极其宝贵的财富。

我在深睡阶段还是浅睡阶段？

我的病人经常说，他们睡眠有问题是因为他们"无法关闭大脑"。实际上，只要我们还活着，只要我们身体健康，我们的大脑就不会被关闭。

几个世纪以来，睡眠一直被认为是一种被动的、近乎死亡的状态。但随着现代睡眠科学的出现，我们发现睡眠是一个活跃的过程。在这一过程中，大脑并没有被关闭，反而会有规律地经历不同睡眠模式周期，即睡眠阶段。睡眠阶段的循环组合被称为一个人的睡眠结构。

现代睡眠科学诞生于 20 世纪 50 年代，当时科学家开始将脑电波检测结果与身体的其他电信号结合起来。为了让测量结果更有意义，科学家将睡眠分为两种不同的模式：快速眼动（REM）睡眠和非快速眼动（NREM）睡眠。由于75% ~ 80% 的睡眠时间属于非快速眼动期，科学家进一步将其分为入睡、浅睡和深睡三个阶段（分别为 N1、N2 和 N3）。

在非快速眼动期间会发生许多重要的事情，包括身体的生长和记忆的巩固。非快速眼动睡眠甚至被认为能够重置我们的大脑突触，对恢复大脑的功能具有关键作用。我们睡得最熟的时刻都发生在非快速眼动期。

在非快速眼动睡眠的入睡阶段（N1），我们从清醒状态进入睡眠状态。此时我们平心静气，对外部世界的意识越来越少。我们闭上眼睛，开始慢慢地减少大脑活动。在这种昏昏欲睡的状态下，我们可能会认为自己仍然是清醒的，但任何看到我们的人都会觉得我们正在入睡。

浅睡阶段（N2）大约占我们总睡眠时间的一半，在这一阶段我们会呈现独特的脑电波模式，即睡眠纺锤波和 K复合波。人们认为睡眠纺锤波在大脑中起着形成陈述性记忆或外显记忆的作用，也就是使我们能够记住可以被有意识地回忆起来的事实和事件，比如生活中的特定事件或当天了解的新信息。

深睡（通常被称为慢波睡眠）阶段（N3）是我们睡得最熟的阶段，它主导着夜晚前 1/3 的时间，最多占成人总睡眠时间的 10%。（儿童和青少年的深度睡眠时间高达 20%，有时甚至更多。）在深睡阶段，我们的呼吸频率和心率达到最低点。在这期间唤醒我们是最难的。此时，我们的大脑分泌出的生长激素最多，而且这也很可能是儿童骨骼生长最快的时期——睡眠不足与儿童的生长发育问题有关。这一阶段也被认为有助于巩固我们的记忆，并可能成为未来治疗痴呆等疾病的切入点。在深睡阶段，有时会发生像梦游这样的奇怪现象（详见第 5 章）。

快速眼动睡眠是与梦的关系最密切的睡眠阶段，主导着夜晚最后 1/3 的时间。单从脑电波来看，很难区分快速眼动睡眠和清醒状态。这意味着清醒时睁眼环顾四周的心理活动与做梦时相似。（相比之下，当我们在清醒状态下闭着眼睛的时候，我们的脑电波看起来完全不同。）尽管我们的大多数其他肌肉停止运动，但当我们从非快速眼动期过渡到快速眼动期时，我们的眼球运动发生了巨大变化，它运动迅速，看起来杂乱无章，因此这一时期得名"快速眼动"。此时，我们的心率也有很大波动。如果你在日常生活中经常久坐不动，快速眼动期你的心率可能会达到当天的峰值。快速眼动期在睡眠周期的后期会持续更长时间，在快速眼动期结束时，我们通常会改变睡姿，偶尔也会醒来（详见第5章）。

　　每个完整的睡眠周期——包括所有的非快速眼动和快速眼动阶段——持续约90分钟，不过每个周期的时长在整个晚上都有所不同。如图1-1所示，在前几个睡眠周期，我

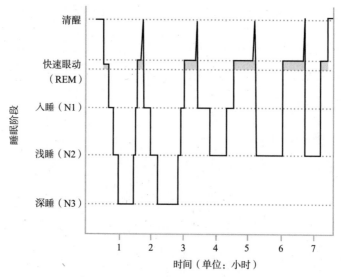

图1-1　典型的夜间睡眠模式

们睡得最沉，而在后面的睡眠周期，快速眼动期的时间更长。第一个睡眠周期主要包括深度睡眠和极少的快速眼动睡眠。随着时间的推移，这种组合模式发生变化，到了凌晨，我们只有极少的深度睡眠，剩下的主要是快速眼动睡眠。（这就是为什么在醒来前那一刻，我们做的梦最长、最生动。）

这种睡眠阶段和周期的整体模式——你的睡眠结构——反映了你的睡眠质量。通过分析人们的睡眠结构，可以找到许多关于睡眠问题的潜在线索。

所有睡眠阶段都是平等的

你可能会认为，因为慢波睡眠有助于我们的身体和大脑恢复精力，所以 N3 是晚上最重要、最能养精蓄锐的睡眠阶段。慢波睡眠的确很重要，也能养精蓄锐，但正如前文所讨论的，慢波睡眠只占健康的成年人总睡眠时间的 10% 左右。这是否意味着另外 90% 的睡眠不重要？显然，情况并非如此。如果慢波睡眠是你晚上唯一的睡眠，那你一定会感受到睡眠不足带来的强烈影响。

经常有人问我最重要的睡眠阶段是什么。我想，这个问题的背后是一种希望，人们或许希望能有一个我们不需要的睡眠阶段，认为如果可以用深度睡眠来代替浅度睡眠，我们醒来时会感觉更精神。但这是否能够以某种安全、稳定的方式实现，还有待研究。

事实上，我们的大脑能对睡眠阶段进行某种自我修正。例如，如果我们醒得太早，减少了一些快速眼动睡眠时间，那么当我们有机会再次入睡时，我们的快速眼动睡眠会比平常更多。这种情况被称为快速眼动压力，它解释了为什么当睡眠严重不足时，我们可能会睁着眼睛做梦。

没有人能彻夜长眠

我们每个人都会随着睡眠周期大约每 90 分钟醒来一次。这时，我们会变换姿势，有时甚至会睁开眼睛扫视房间。这种现象非常短暂，一般持续不到一分钟，在大多数情况下我们甚至都不记得自己曾经这样做过。我们不仅会每隔 90 分钟醒来一次，而且每小时大约会短暂地醒来 10 次，每次大约持续 3 秒钟。在所有这些情况下，你的大脑只是在做它应该做的事情。如果我们一直不醒，连续睡上七八个小时，那么狮子和老虎早就把人类消灭干净了！夜间醒来是正常的，但无法再次入睡则是不正常的。不管你感觉自己失眠多严重，一定要记住这句话：你总会睡着的。这是人类生理的自然功能。

碎片化睡眠

比起任何一个特定的睡眠阶段，能够让你养精蓄锐的最重要的因素是睡眠周期的连续性。当这些周期被打乱时，我们就称之为"碎片化睡眠"。我们可以把睡眠阶段的自然组合想象成汽车变速器。正常的换挡过程（从一个睡眠阶段进入下一个睡眠阶段）能让你顺利获得平稳的驾驶体验（一夜好觉），但是如果你的变速器打滑了（睡眠断断续续），或者一直卡在一挡（N1阶段），那么驾驶起来就显得效率低下、磕磕绊绊，也就是说你没有得到所需要的良好睡眠。

碎片化睡眠可能是你无法控制的，它可能是你身边的人的鼾声或婴儿的哭闹声造成的，也可能是让你夜不能寐的某种痛苦造成的。你可能无法阻止这些干扰（除了带你的伴侣去看治疗睡眠的医生，详见第8章），但是你可以控制你的一些行为，比如不在睡前喝酒或喝咖啡，或者避免在白天长时间打盹儿，以防止造成碎片化睡眠。

我可能不需要 8 小时的睡眠

平均 7~8 小时的睡眠能让大多数人醒来时感觉精神抖擞，但最佳睡眠时长因人而异，前提是睡眠质量正常，睡眠时间比较规律。归根结底，对于每晚你需要的睡眠时间并没有什么特别的规定。简单来说就是，你需要足够的睡眠来让你醒来时神清气爽，一整天都能保持清醒。短睡者似乎是遗传原因造成的，他们需要的睡眠时间天生比普通人要少，而长睡眠者往往需要更多的睡眠。但如果你的睡眠需求突然发生了明显的变化，那你就需要看医生了。

能否少睡一会儿？

不能。我们接下来探讨下一个问题。

说真的，我能不能少睡一会儿？

如果有人能想出一个办法，能让我们通过短短 4 小时的睡眠恢复精力，获得 8 小时睡眠的效果，那么他一定会发大财。你也许可以以少于身体所需的睡眠勉强度日，但你充其量也只能勉强度日。我们的大脑天生具备推迟睡眠的能力，我们可以在一定程度上做到这一点。我们也可以不吃饭，因为生理进化使我们能够暂时摆脱基本的生活必需品。但在这些情况下，我们无法保持最佳状态。如果想要让身心保持健康状态，就不要把睡眠当作一种麻烦，而要让它成为你生活中的优先事项。

如果不睡觉，会发生什么？

睡眠消耗了我们生命中 1/3 的时间，而睡眠不好会严重损害另外的 2/3。睡眠对我们的健康至关重要，让我们看看如果一个人不睡觉会发生什么。24 小时不睡觉后，一个人的反应时间和醉酒司机的反应时间相似。当我们努力保持清醒时，可能会出现短暂的睡眠，这被称为微睡眠，此时我们甚至可能意识不到自己已经睡着了。如果此时我们在开车或操作机器，那就相当危险了。如果一个人更长时间不睡觉，也就是所谓的睡眠剥夺，他会越来越暴躁易怒、情绪化，并且注意力不集中，反应时间进一步延长。如果一个人连续 3 天或 3 天以上不睡觉，他可能会开始产生幻觉，最终变得神志不清。

长期睡眠质量差和睡眠剥夺的影响是一样的，会使人在无意识的微睡眠中将自己和他人置于危险之中。相比之下，长期睡眠质量差可能更危险，因为长期睡眠不足的人可能无法意识到这对他们的影响。长时间的睡眠不佳会造成许多严重的生理、心理和情绪问题。睡眠剥夺对身体而言是一种压力源，不仅会增加肥胖、糖尿病、高血压和心血管疾病的风险，还可能增加癌症和严重神经疾病（如阿尔茨海默病）的风险，并可能会导致严重的认知缺陷，包括思维速度下降和言语记忆减退，甚至使人产生错误记忆。你的情绪可能会受到影响，面对压力可能会过度反应，更有可能做出冒险和冲动的行为。如果你患有精神疾病，睡眠不足会加重病情。简而言之，要想身体好，必须睡得好。

睡眠和免疫力的关系

睡眠不足，身体的免疫系统就不能充分发挥其作用。缺乏睡眠会给身体带来压力，而身体对这种压力的反应类似于对低度炎症的反应。

常识告诉我们，当你感到不舒服的时候，你就应该卧床休息。事实上，你体内释放出的一种叫作细胞因子的特殊免疫系统蛋白质（这是身体对感染的反应）会让你昏昏欲睡，所以医生往往会嘱咐你卧床休息。如果你在与疾病做斗争时没有得到必要的睡眠，你的身体对抗炎反应的需求就会增加。

所以，如果你生病了，不要试图强撑着不休息。

即使没有生病，你也应该重视睡眠，因为睡眠不足会让我们更容易感染疾病。睡眠不足会干扰免疫系统的 T 细胞，这种细胞可以帮助我们对抗病毒引起的感染。这可能是我们在旅行和睡眠模式紊乱时容易感冒的原因之一。即使是健康的年轻人，如果睡眠不足，也会频繁地生病。这可能是许多纵情狂欢的度假者生病的原因之一，也是年轻人感染了新冠肺炎等疾病后，病情会比预期更严重的原因之一。

正如前文所述，并不是所有人每晚都需要相同的睡眠时间，但一项研究表明，那些报告说习惯于每晚只睡 5 个小时的人在未来两年里患肺炎的风险会增加，与通常每晚睡 7~8 小时的人相比，他们此前呼吸道感染的发病率也更高。（有趣的是，那些每晚睡 5 个小时但觉得自己睡眠充足的参与者患肺炎的风险并没有增加，这意味着这些研究结果可以推广到那些睡眠不足的人身上。）

好消息是，长期高质量的睡眠可以增强我们的免疫系统，显著降低感染风险，并使感染预后良好。就连身体对疫苗的反应也受到睡眠的影响。睡眠真的是我们照顾自己的终极保姆。

我能补个觉吗?

　　当我们没有得到足够的睡眠时，缺失的睡眠不会消失，而是会像债务一样不断地累积。例如，如果你每天需要 7 小时的睡眠，那么连续 5 天每晚只睡 5 小时就会产生 10 小时的睡眠债。睡眠债越多，白天就越容易瞌睡，越容易感到疲劳，也越容易引发其他潜在疾病。

　　目前唯一已知的偿还睡眠债的方法是什么? 那就是睡觉。回到我们刚才的例子中，假设你连续熬夜 5 天之后，周六好好地睡个懒觉，这可能会减轻你欠的 10 小时的睡眠债，但并不能消除那笔"债务"。"还清"睡眠债的唯一方法是从一开始就改变睡眠习惯，不要累积睡眠债。

我能睡得更久吗?

　　没有证据表明太多的睡眠是一种合理的现象。不过，任何一个睡眠时间超长的人——无论是彻夜未眠之后呼呼大睡的学生，还是工作 24 小时之后拼命补觉的倒班工人——醒来时都会感到昏昏沉沉、全身酸痛、无精打采，丝毫不会感到精力充沛、神清气爽。

　　对此有三个解释: 首先，能睡 12 小时或更长的时间，表明你欠了很多睡眠债，而这笔债务并不能通过一次超长睡眠消除——你可能需要一周左右的时间才能恢复正常；其次，如果你睡到中午或下午，醒来的时候已经接近典型的午间昏昏欲睡的低落状态，身体激素分泌的时间也会与平时的节奏不同步；第三，长时间不活动会导致肌肉疼痛或僵硬。

很遗憾，虽然你可以累积睡眠债务，但你无法储存睡眠。正常的、有规律的睡眠模式应该是每晚的目标。

我不应该在醒来时感到疲倦

你不会在饱餐一顿后感到饥饿，那为什么你会在睡了一整晚后感到疲倦和无力呢？良好的睡眠意味着醒来时精神焕发。如果无论你睡了多长时间，醒来时都感到疲倦，那么你应该和医生谈谈，评估一下你的睡眠质量。

这有可能是因为你的入睡阶段太长。这一阶段是我们自然进入睡眠的阶段，也是睡眠最浅的阶段，我们可以把它看作开车时的一挡。你可以挂着一挡开车走遍全国，但这种驾驶方式效率极低，也无法让你的车发挥最佳性能。同样地，如果整晚都处于入睡阶段，也会让你感到很累。例如，患有慢性疼痛的人通常入睡阶段过长，他们晚上就常常睡不安稳，总是惊醒（参见第 11 页"碎片化睡眠"一节）。

在睡眠实验室接受一整夜的睡眠监测，通常是弄清你睡眠质量低下的根源的最好方法。

如果不睡觉我会疯吗？

如果长时间不睡觉，你不会发疯，但可能会出现暂时性神志不清，以及前文提到的其他严重的副作用。睡眠不足很危险，但不会导致永久性精神错乱，这一点是经过实验验证的。研究快速眼动睡眠的先驱之一威廉·迪蒙特博士曾试图将睡眠剥夺作为研究精神分裂症的科学模型，结果没有成功。即使严重缺乏睡眠的人会产生谵妄的症状，甚至可能产生幻觉，可一旦你让他们睡足觉，他们就会恢复正常，变得理智起来。

"夜猫子"和"百灵鸟"

我们的生物钟是由遗传自父母的基因控制的，基因的差异决定了谁是"百灵鸟"，谁是"夜猫子"。这些差异在幼儿身上表现得并不明显，因为他们很难在过了通常（并且往往是强制的）的就寝时间后保持清醒。喜欢熬夜的"夜猫子"特点一般是在青春期出现的。

但基因只是其中的原因之一。老鼠是夜间活动的动物，它们的睡眠模式使它们能够避开白天的捕食者。如果你抓到一只未经驯养的老鼠，只在白天喂它，那么一开始这只老鼠会挨饿，但渐渐它会明白在白天进食是安全的。这种基因决定的夜行动物会在白天变得更活跃，这对我们来说意味着什么？它意味着习惯并不能决定一切。"夜猫子"能适应早起锻炼，而"百灵鸟"也能适应上夜班。

　　随着年龄的增长，熬夜与早起之间的界限越来越模糊，无论我们是"夜猫子"还是"百灵鸟"，熬夜都变得越来越困难。这可能与身体处理褪黑素引起的内分泌变化有关。另外一种可能的因素是：我们的视力发生了变化。随着年龄的增长，到达我们视网膜的光线越来越少，这就削弱了光线对我们昼夜节律的影响。研究表明，对于接受了白内障手术的人来说，新植入的晶状体能让他们睡得更好。

　　先天因素和后天因素都会影响我们的睡眠习惯，了解睡眠规则可以帮助我们适应不断变化的环境。

什么是第二睡眠?

　　第二睡眠也被称为多相睡眠，是将夜间睡眠分成两部分的习惯，其间有一段活动期。虽然这在信息时代成了一种潮流，但这并不是一种新现象。历史证据表明，早期人类，尤其是那些生活在农业社会的人，就会利用较凉爽的夜间时间，在第一和第二睡眠之间完成劳作。随着现代社会的到来，朝九晚五的工作时间成为常态，在一个时间段内睡觉似乎更有效率，因而人类也适应了这种睡眠模式。

如今，随着零工经济的发展，工作时间变得更加灵活，人们重新燃起了对第二睡眠的兴趣。从生物学的角度来看，人类当然能够适应第二睡眠，因为如前文所述，我们通常会在每个睡眠周期结束时醒来一小会儿。但是，与家人、朋友、同事或客户的日程安排不同步并不现实。我自己是如何实施多相睡眠期的呢？我选择的是奢侈而传统的午睡。

睡眠应该是甜美的

生活中没有什么是比美美地睡一晚上，醒来时精神焕发更令人满足的了。那种感觉真的是十分甜美！睡眠是一种欲求行为，也就是说，人类对睡眠有一种自然的欲望。大脑中调节饥饿和进食的区域，即下丘脑，也经常参与对睡眠的调节。在实验中，当动物睡眠不足时，它们会吃得更多。当人类睡眠不足时，我们不仅会寻找食物，还会十分冲动地选择食物。你可能会发现，中午小睡片刻比吃一顿丰盛的午餐更令人满足！

我总会睡着的

人类的睡眠是一种稳态平衡，也就是说，它是一个寻求平衡的系统。你醒着的时间越多，你就越需要睡眠。只要你还活着，你就不能无限期地阻止自己睡觉——那就像主动屏住呼吸不喘气一样，最终你的生理机能会迫使你再次呼吸。睡眠也是如此，它是一个自然的过程。失眠的人应该记住：睡眠是大脑的一种自我平衡功能，你最终一定会睡着的。

第 2 章

睡觉时为什么
会打鼾？

在解决任何可能影响睡眠的行为或环境问题之前，你需要先排除身体方面的因素。如果你打鼾，那就一定要确定睡眠呼吸紊乱和阻塞性睡眠呼吸暂停（睡眠期间呼吸中断）是不是你的睡眠问题的根源。阻塞性睡眠呼吸暂停非常常见，这是睡眠医学门诊中最常见的病症。这一章将简要介绍睡眠呼吸暂停和其他可能影响睡眠的常见身体状况，这些问题应该在睡眠医生的帮助下加以解决。

打鼾是不正常的

我们都熟悉打鼾的声音，其中既有那种重复的、拉锯般的"吱吱"声，也有偶尔突然发出的呼噜声。虽说睡觉时打呼噜很常见，但它也是个危险信号，说明身体某个地方出了问题，毕竟我们醒着的时候不会打鼾。从进化的角度来看，当我们放松警惕时，我们怎么会向掠食者暴露自己的存在呢？此时打鼾无异于向它们发出开饭铃声，无异于引颈受戮!

偶尔打呼噜属于正常情况，比如在感冒康复期间，但除此之外，睡眠应该是安静的。鼾声表明某种不正常的气流阻塞或气流紊乱导致你呼吸困难，迫使你在睡觉时用嘴呼吸。这个道理非常简单：如果你的鼻子没有吸入足够的空气，你的嘴巴就会张开。这种情况经常发生在我们锻炼的时候，但不应该发生在睡觉的时候。

打鼾可以用不同的方法来测量或跟踪，最简单的方法可能是问一问与你睡在一起的人，因为对方很可能看到或听到了当时所发生的一切。如果你一个人睡该怎么办呢？你怎么知道你是否打鼾？如果你经常在夜里醒来，感到口干舌燥或需要喝水，这就表明你在睡觉时可能用嘴呼吸了。如果你偶尔和朋友或家人同睡（比如旅行时），可以请他们告诉你，你睡觉时是否打鼾；或者干脆在你晚上睡觉时自己录音听听看。

如果你确定自己睡觉时打鼾，就一定不要忽视这个问题，一定要去医院。如果医生告诉你不要担心，因为他也打鼾，那就换一个医生！如果你听到有人睡觉时打鼾，那么你一定要告诉对方——这样可能会救他的命。

纠正打鼾的第一步是确定你是属于简单的打鼾还是比较严重的阻塞性睡眠呼吸暂停。

什么是"呼吸暂停"？

"呼吸暂停"的意思是呼吸暂时停止了。当一个人在睡眠中停止呼吸时，就会发生睡眠呼吸暂停。简单来说，在睡眠呼吸暂停期间，对大脑来说，睡眠暂时比呼吸更重要。

阻塞性睡眠呼吸暂停是一种潜在的严重疾病，但它非常常见：大约有3000万美国人患有阻塞性睡眠呼吸暂停。其主要症状是疲劳和打鼾，但这种呼吸紊乱也会引起心脏病发作和中风。睡眠呼吸暂停本身就会导致行为发生变化，以及记忆或学习问题。值得庆幸的是，阻塞性睡眠呼吸暂停可能是最容易治疗的健康问题之一。治疗睡眠呼吸暂停最常见也是最成功的方法之一是每晚使用持续气道正压通气（CPAP）机（详见下一节）。此外还有其他一些方法，比如使用口腔器械、矫正手术或者行为疗法（如果你的阻塞性睡眠呼吸暂停症状相对较轻），比如减肥、避免平躺着睡觉，或睡前避免饮酒等（详见第4章）。

要想诊断自己是否有睡眠呼吸暂停症状，你需要接受科学的睡眠评估。越来越多的患者把自己的打鼾录音带到门诊，但保险公司通常不会为睡眠呼吸暂停的治疗支付费用，除非睡眠评估证实了这种情况。诊断睡眠呼吸暂停的方法有很多，新兴技术进一步丰富了我们的诊断方法，患者甚至在家中就可以进行睡眠评估。

睡眠评估是在人们睡觉时进行的，对大多数人来说是晚上。这种整晚的睡眠记录被称为多导睡眠电图（PSG）。多导睡眠电图能测量一个人的脑电波、眼球运动、身体运动、肌肉张力、呼吸模式、氧气水平和心脏节律。用于阻塞性睡眠呼吸暂停的诊断时，它还会记录患者完全停止呼吸（呼吸暂停）的频率或浅呼吸导致氧气水平下降和睡眠中断（呼吸不足）的频率。整晚呼吸暂停和呼吸不足的总次数除以全部睡眠时间得到的结果就是呼吸暂停–呼吸不足指数（AHI）。如果指数大于 5 次每小时，则可确诊为睡眠呼吸暂停。如果指数大于 30 次每小时，则表示睡眠呼吸暂停症状比较严重。

由于人们对于睡眠呼吸暂停的忽视，它使其他疾病的治疗也变得棘手起来。这类病人经常看起来病情复杂，身体表现出各种不适，因而很难确诊。睡眠呼吸暂停症就像一团雾，让人难以看清患者身上的其他情况。如果你担心自己打鼾，或在白天经常感到疲劳或困倦，那就应当咨询一下医生，进行睡眠呼吸暂停检测。确认了是否患有睡眠呼吸暂停症之后，你可能会发现以前对其他疾病无效的治疗现在有效果了。一旦阻塞性睡眠呼吸暂停得以治愈，你将拥有一个全新的开始。

利用 CPAP 机改善睡眠

当我们睡着时，喉咙里的肌肉会放松，呼吸道会变得很窄，肺部难以充气，因此呼吸的工作量增加，我们必须创造更多的负压才能吸气——这就像用一根极细的吸管喝奶昔一样。接下来可能发生一连串的事情，最终导致阻塞性睡眠呼吸暂停及其所有潜在的可怕后果。

CPAP 机是一种床侧医疗设备，已帮助无数人成功治疗了阻塞性睡眠呼吸暂停。CPAP 机的主要部分是一根带面罩的软管，可以将正压气流送入呼吸道。当你出现阻塞性睡眠呼吸暂停时，这种正压能够抵消导致呼吸道向内挤压的负压。CPAP 机的发明灵感来自真空吸尘器（当然，它们的气流方向刚好相反），最初的 CPAP 机就像吸尘器一样会发生巨大的噪声。然而，现代的 CPAP 设备几乎是无声的，肯定比打鼾要安静！

使用 CPAP 机可以改善你的健康状况，提高你的幸福指数。大多数患者都对他们使用 CPAP 机时产生的良好感觉感到惊讶，他们觉得自己恢复了活力，记忆力得到提高，性欲也增强了。然而，也有许多人在佩戴这款设备时内心纠结，兴致不高，最终选择放弃，因而常常自责。睡觉时戴面罩需要一些时间才能习惯吗？那是肯定的。但是如果我卖给你一双鞋，结果这双鞋让你的脚起了水泡，你会怪鞋子还是怪脚？如果你患有睡眠呼吸暂停，而 CPAP 机让你感觉更糟，那么问题可能不是出在你身上，而是出在设备上。首先，多尝试一些不同的型号，确保面罩的大小适合你。有些机器配备的是鼻罩，有些则是全脸面罩，完全遮住口鼻。如果你使用 CPAP 机后仍然打鼾，那说明机器设置有问题。正常情况下，使用该设备之后你的鼾声应该完全消失。

如果你曾经用过 CPAP 机，但睡觉时仍然打鼾，可以找一个有资质的睡眠医生咨询一下，再尝试一次。这些设备从未像现在这样更小、更安静、更有效。最新的智能 CPAP 机是一种全自动电子设备，可以根据每次呼吸的状况纠正呼吸阻塞问题。当你醒来时，智能 CPAP 机会告诉你你的睡眠质量和治疗效果，甚至可以将这些信息无线传输给你的医生，医生可以远程更改设备设置。

我不想要 CPAP 机！

如果你患有阻塞性睡眠呼吸暂停症，那你应该尝试一下 CPAP 机。CPAP 机的治疗效果不错，而且可能也是最划算的，但它并不适用于所有人。幸运的是，我们还可以选择其他治疗方法。

有一种口腔器械可以让患者移动舌头的位置，留出更多的呼吸空间，从而治疗阻塞性睡眠呼吸暂停。市面上有几十种类似的口腔器械，如果你要买的话，一定要找那些由接受过阻塞性睡眠呼吸暂停治疗培训的牙医定制的产品。口腔器械的优点是比 CPAP 机更简单易用，它看起来很像拳击手嘴里含的护齿牙套，不需要用电，也很容易携带。但是定制的口腔器械可比 CPAP 机昂贵得多，而且口腔器械只能解决由舌头引起的阻塞性睡眠呼吸暂停，也就是说，如果病人的呼吸阻塞由其他部位（比如软腭或鼻腔）引起，那治疗效果可能就没那么理想了。由于许多口腔器械会牵动下颌，因而它有时也会引起颞下颌关节部位疼痛，或导致患者牙齿无法对齐。如果你对口腔器械感兴趣，你需要反复进行睡眠评估，确保该器械真正有效，并且还要定期看牙医，防止因该器械工作不正常导致你的牙齿错位。所有这些都增加了治疗费用，但仍有许多不想使用 CPAP 机的人对口腔器械情有独钟。

在 20 世纪 80 年代中期 CPAP 机问世之前，手术是治疗阻塞性睡眠呼吸暂停的主要手段，其中许多手术方法都非常有效。在治疗儿童患者时，切除扁桃体和腺样体通常能够解决问题；在治疗成人患者时，需要调整下面部骨骼，以此纠正导致阻塞的生理结构问题，手术比较复杂，也很有效。还有一种类似心脏起搏器的植入装置，它可以在你清醒时与呼吸同步，改变舌头的位置，缓解睡眠中的呼吸阻塞。但请注意，还有其他一些比较疼痛但相对无效的手术，这些手术仅仅能减少打鼾——在我看来，这就好比关掉火灾报警器，并没有真正灭火。

对于许多患有阻塞性睡眠呼吸暂停的人来说，减肥是一种有效的解决方案。好消息是，体重稍微减少一点儿就可以对你睡觉时的呼吸产生很大的影响。很多人，尤其是男性，脖子会变粗、变胖，导致喉咙变窄，阻碍呼吸。减掉大约 10%～15% 的体重可以极大地打开喉咙区域的空间，帮助你在晚上呼吸得更顺畅。但坏消息是，由于同样的原因，体重稍微增加一点儿也可能导致阻塞情况恶化。(值得注意的是,并非只有体重超重的人才会遭受睡眠呼吸暂停的折磨!)

如果你的阻塞性睡眠呼吸暂停症状相对较轻,你可以通过改变自己的行为来解决这一问题,比如睡前不喝酒,或者不平躺着睡觉。也就是说,体位治疗装置(面向阻塞性睡眠呼吸暂停症患者的装置,目的是帮助他们避免仰卧睡眠)最初可能会减少打鼾,但随着患者年龄的增长或体重的增加,症状往往会逐渐恶化,因而从长远来看,体位疗法设备往往是无效的。

许多治疗阻塞性睡眠呼吸暂停的方法可以结合起来使用。例如,患者可以在家里使用 CPAP 机,但在旅行或露营时使用口腔器械,鼻腔手术通常也有助于人们更好地接受 CPAP 疗法。最重要的是,不要让阻塞性睡眠呼吸暂停放任自流,得不到治疗。从长远来看,治疗比为不治疗的后果买单要划算得多。如果你过去的治疗一直不成功,那么现在是时候重新选择治疗方法了——这是对你自己的未来负责。

其他治疗打鼾的方法

如果排除了睡眠呼吸暂停后你仍然打鼾,那么打鼾的罪魁祸首可能是生理方面的因素，比如鼻中隔偏曲。在这种情况下，耳鼻喉外科医生可以解决这个问题，使你在睡眠中和清醒时的呼吸更顺畅，特别是在运动时。鼻塞在过敏患者中很常见——下一节将详细介绍这方面的问题。

许多用于治疗睡眠呼吸暂停的方法也能有效治疗轻微的打鼾，比如你的医生可能会鼓励你减肥，或者改变生活方式，如睡前不喝酒、戒烟，或在体位治疗装置的帮助下侧卧而不是仰卧（参见上一小节）。睡眠剥夺也是打鼾的一个原因。

前文中所讨论的口腔器械具有双重治疗作用，既能用来治疗简单的打鼾，也能用来治疗阻塞性睡眠呼吸暂停。如果阻塞的位置在舌头的后部，口腔装置可能会起作用；但是，如果阻塞的位置在鼻腔部位，口腔装置就无助于治疗打鼾了。治疗鼻腔阻塞有一系列非处方疗法和顺势疗法，其中包括鼻夹板、喷雾剂和滴剂。

不过，对于用于治疗打鼾的口腔器械，需要注意：虽然阻塞性睡眠呼吸暂停是一种潜在的危及生命的疾病，医疗保险也涵盖了这种疾病，打鼾却被视为一个医美类问题，不在保险范围之内。事实上，这两者都可以用口腔器械治疗，因此市面上到处都是廉价的非处方"定制咬合板"（之所以这样命名是因为你可以为自己"定制"这种器械——先将它高温煮到软化，然后咬下去，留下牙齿的印记）之类的口腔器械，作为治疗打鼾的工具出售。事实上，市面上的这些器械往往笨重粗糙，大小不合适（人们可能会把它们吐出来），而且通常无法调节，可能会导致颌骨突出。它们也可能会掩盖症状，耽误阻塞性睡眠呼吸暂停的治疗，它只能减轻打鼾症状，但无法解决其根本问题。

过敏会扰乱我的睡眠

过敏会在很多方面对你的睡眠产生负面影响。和狗或猫（或任何有毛的动物）一起睡觉会引起或加重宠物过敏。尽量让宠物远离你的床铺，并经常给它们洗澡，因为这些过敏反应背后的罪魁祸首通常是皮屑，也就是从宠物身上脱落的死皮。当我们用新的或不适应的洗涤剂清洗床单时，就会出现化学性过敏。由于我们可能喜欢把脸埋在枕头里，所以即使是对枕头上或枕头里的任何东西的轻微过敏也会干扰我们的睡眠。季节性过敏会导致鼻塞，从而导致打鼾，加重睡眠呼吸暂停症状。食物过敏会导致婴儿产生痛苦的反应，扰乱他们的睡眠（更不用说其他家庭成员的睡眠了）。

所有这些过敏情况都会让你醒来时感到疲倦，就像许多抗过敏药物一样。如果你有过敏症，或者突然出现打喷嚏、眼睛发痒、流鼻涕等过敏症状，那么你不仅要和医生讨论你清醒时的感觉，而且还要讨论它对你的睡眠造成的影响。

第 3 章

失眠了怎么办？

每当接诊新病人时，我首先会问他们为什么来看病，他们主要担心什么。当他们告诉我"我睡不着觉"时，我的回答是"不，你能睡着的"。每个人都要睡觉，如果你真的睡不着，你早就死了！

睡眠是生理需要，而睡觉的方式是习得的。就像学习吃饭一样，睡觉也是我们通过学习才会的。所有的新生儿都需要喝奶，但是世界各地 5 岁大的孩子有着不同的饮食习惯。睡眠也是一样，即使你睡眠问题的根源是生理方面的问题，但持续几个月或更长时间的睡眠不良几乎总与行为有关。一旦解决了睡眠的生理问题（详见上一章），接下来需要关注的就是习得性行为。

具有讽刺意味的是，你的睡眠方法越符合逻辑，你就越有可能把事情搞砸。当我告诉病人这一点时，他们经常会报以微笑，你几乎可以看到他们头顶上亮起一个灯泡。大多数解决睡眠行为问题的正确方法可能是违反直觉的。我的许多病人都是硅谷的计算机工程师，他们对睡眠的分析能力非常强，但最后却把睡眠搞砸了。

在这一章，我会帮你确定你是否患有失眠，并列出你可以采取的简单措施，从而获得更好的睡眠。虽然这些信息对任何想要提高睡眠质量的人都有用，但失眠患者尤其能从这些建议中受益。

短暂性失眠与慢性失眠

如果一个平时睡眠很好的人偶尔有一两个晚上睡得不好，这通常是由某种持续时间很短的突发事件造成的，比如对前一天发生的事情感到焦虑，或者是摄入了太多的咖啡因。（如果要赶上午的飞机，我就会在夜里醒来，尤其是住在酒店的时候。）一旦这些问题得到解决，失眠症状也就消失了。这就是所谓的短暂性失眠。一般来说，这种状况会持续一两个晚上到一两个星期，可能会间歇性重复或随机发生，但你没有必要看医生。短暂性失眠的危险并不在于睡眠不足本身，而在于累积的睡眠债务。尽管医生往往不愿意开安眠药来治疗压力引起的短暂性失眠，但在许多情况下，权衡利弊之后，我还是建议短暂地使用药物治疗。

如果失眠反复出现，那就需要格外注意了。慢性失眠的问题在于患者的睡眠变得没有规律，他们仿佛陷入了无底的黑洞。慢性失眠可以持续数月甚至数年，《睡眠障碍国际分类》一书将持续三个月以上的失眠称为慢性失眠，需要采取一种与治疗暂时性失眠完全不同的治疗方法。

慢性失眠患者的痛苦

睡眠正常的人很难理解失眠对一个人生活的影响。在经历了数月或数年质量难以保证的睡眠之后，失眠患者学会了对睡眠保持高度警惕。一想到睡觉，他们就变得很清醒。他们上床时心中忐忑不安，犹疑不定，一直猜想自己今晚的失眠会有多严重，或者沉湎于过去，感到后悔和不安。最糟糕的是，他们让自己相信明天过得怎样取决于今晚睡眠质量的好坏。

我们可以想象一个关于吃东西的场景。我们中的大多数人都非常幸运，能够或多或少地预测我们将在什么时候吃什么东西，而且只要我们需要的话，总是可以得到食物。因此，我们可以基于我们能在不久的将来再次吃饭的假设来计划我们的饮食。例如，如果你要出去吃一顿丰盛的晚餐，那么你可以用清淡的午餐来平衡当天的饮食。但如果你无法预知要吃的食物该怎么办呢？如果你觉得你无法控制食物的质量，又该怎么办呢？如果在某些日子里食物充足、质量上乘，但在另一些日子里食物短缺，那该怎么办？你可能会开始痴迷于囤积食物以备不时之需，从醒来直到上床睡觉都一心惦念着食物。同样，当睡眠变得不可预测时，人自然会心生焦虑，变得过度警觉。

失眠往往是一个家庭问题。家庭成员，甚至包括年幼的孩子，都对家人的不良睡眠习惯很敏感，他们会小心翼翼、蹑手蹑脚，以免打扰家人的睡眠。如果他们非常体贴，努力保持安静，但你仍然睡不好觉，你就会更加内疚和自责，使本已糟糕的局面进一步恶化。在大多数情况下，失眠患者的睡眠质量并不取决于他们家人的行为，而是取决于他们能否解决自己失眠的根源问题。

也就是说，大多数失眠患者的睡眠是可以改善的。慢性失眠可能存在潜在的病因，但它通常是一种习得性行为。这是一个好消息，因为这表明失眠是可以治疗的！

我需要时间和耐心来养成良好的睡眠模式

你迫切地想睡觉，因而变得缺乏耐心，渴望快速解决失眠问题，这是可以理解的。但是你不可能在几天内就改变多年来糟糕的睡眠质量。过去形成的睡眠模式根深蒂固，不容易被打破，而且你往往太想睡觉了，以至于在新习惯形成之前就放弃了。如果你只根据一两个晚上的尝试就判定新策略是否有效，那么你对睡眠的警惕程度会进一步加深，最终加剧失眠问题。

要想真正改变睡眠模式，提高睡眠质量，请努力练习本章列出的技巧，并坚持6~8周。几周后，新的睡眠习惯会逐渐形成，随后睡眠质量会稳步改善。一开始感到沮丧或不安是正常的，但你一定要有耐心，一定要记住大脑很快就会捕捉到你的沮丧情绪。如果你的大脑认为有什么不对劲，它就会避免睡觉，或者只会短暂地睡觉。

当你将这些规则应用于养成睡眠习惯时，通过写睡眠日记来记录睡眠时间是个不错的主意。你还需要记录你今天过得怎么样——是感觉精神饱满、神清气爽，还是感觉疲惫不堪、无精打采、暴躁易怒？通过回顾这些记录，你可以随时追踪你的睡眠改善情况。

思虑过度容易引发失眠

以典型的一天为例，如果你完成了当天任务清单上的10件事情中的8件，那你这一天就算过得很好了。然而，一上床，你没能完成的那两件事就会浮现在你的脑海里，于是，你想睡觉，却又不想忘记需要做的事情，这样只会适得其反。当我们睡着时，我们都会"失忆"。（你或许能够告诉我你是什么时候上床睡觉的，却不能告诉我你是什么时候睡着的。）最好在上床前安排一段专门用于思考的时间，这样你就可以在睡觉之前把这种担忧从自己的身体中解脱出来。

除非白天的各种干扰消失，不然只有到了要上床睡觉的时候，大多数人才能开始静静地思考问题。这就是为什么他们很难"关闭"大脑，或者坚持要在睡觉时开着电视或收音机来抚平他们纷乱的思绪，直到渐渐入睡。虽然大脑无法被真正地关闭，但有一些有效的技巧可以防止快速或反复出现的想法干扰你的睡眠。

你只需每天晚上留出大约15~30分钟的时间，最好是在所有工作和活动结束之后，远离卧室，坐在一个安静的地方，手里拿一个笔记本——不要用笔记本电脑或手机（参见第75页）——写下第二天需要完成的事情。先从日常琐事开始写起，然后列出那些你一直想做但一直没时间做的事情，比如对收到的生日礼物表示感谢，或给老朋友打电话——把所有让你担心的事情或你惦记的事情都写下来。最后，写下那些你一直想做的事情或想去的地方，给自己一点儿时间独自思考这些问题，然后合上笔记本，告诉自己："我的这一天结束了，没有做的事可以等到明天。"不但要说出来，还要相信自己所说的。然后花点儿时间做一些放松的事情，比如读书消遣或者洗澡，把它当作完成一天工作的奖励。当你哈欠连天，开始昏昏欲睡时，就马上上床准备睡觉。

如果你的大脑又开始胡思乱想，就提醒自己重要的事情已经写下来了，今天已经结束了，你已经为明天做好了准备。早上醒来的时候，花点儿时间重读一遍你头天晚上写下的内容，你会发现，之前你所担心的问题在早晨的阳光下似乎并没有那么沉重。每天晚上都这样安排好思考问题的时间，并将其作为常规活动坚持下来。如果你和我的大多数病人一样，那么你就不太会在晚上充满忧虑地醒来。

一定要避开焦虑陷阱

担心睡眠质量可能是一个陷阱。如果你睡觉的时候想着明天能否成功取决于今晚的睡眠质量，那你就是在为今晚的失眠做准备。忧虑会向大脑发出警报信号，而大脑对此的反应是保持警觉，尽可能少睡觉。大脑只是在做它应该做的事情，因为睡觉是最危险的活动之一——此时是我们最脆弱的时候。你的大脑会将危险和压力解读为同一件事，而浅睡或不睡是它对危险警报的生理反应。

与此同时，睡眠是大脑的一种自我平衡活动，体内平衡是生物系统用来维持平衡的机制。这意味着我们的大脑会在睡眠中努力自我修复。这个道理简单而重要。如果你在夜里醒来，不要苛责自己。记住，经常醒来是正常的睡眠周期表现。试图阻止这一过程只会引发无休止的恶性循环，让自己在睡眠中反复醒来。一定要安慰自己，告诉自己一定还会睡着的。大脑的自我平衡本能可以保证这一点。

焦虑陷阱：
失眠者的过度警惕

我的长期病人朱迪丝是一个性格粗鲁的纽约人，她抽烟、赌博、喝酒，并以此为傲。如果她不喜欢你，她一定会表现出来，不过一旦你获得了她的尊重和信任，她也会展示出自己温柔、善良的一面。她第一次见我时，我32岁，她称我为"孩子"。失眠的认知行为疗法（CBT-I）对她并没有什么效果，在寻找正确的治疗方法的过程中，我们一起经历了许多起起落落。

之前朱迪丝一直在服用10毫克剂量的唑吡坦（又名安必恩），效果尚可，但她的睡眠仍然有问题。当一种新剂型的唑吡坦（剂量增加为12.5毫克）上市时，她问我她是否可以试一试。我给了她一些样品，并告诉她跟我说一下服用后的效果。

第二天早上，我收到一个药剂师发来的紧急信息，说他那里来了一位焦躁不安的顾客。药房一开门，朱迪丝就赶到了店里，一口咬定自己服用的是安慰剂，因为12.5毫克剂型的药对她一点儿作用都没有，她整晚都在为睡不着觉而烦恼。朱迪丝让药剂师给她看看12.5毫克的新药片是什么样子的。当我打电话给朱迪丝，向她保证样品是真的时，她说："算你走运，你给我的药和药房里的药是一样的！"

听着她的话，我想到了失眠患者对睡眠的高度警惕。我推测她怀疑我试图用安慰剂欺骗她，这让她心烦意乱，无法入睡。仅仅是改变药剂剂量就让她过度警惕，一个本应该改善她睡眠质量的变动，却使她的失眠当即恶化。我告诉她在接下来的几个晚上继续服药。在那个周的周末，她打电话说她的睡眠好些了，并会继续服用 12.5 毫克剂量的药。

在任何一天，你都可能睡得很好，也可能睡得不好。如果你正在改变自己的睡眠习惯，一定要坚持几天之后再判断那种改变是否有帮助。如果只根据一个晚上的情况来评判一种新的治疗方法的效果，你可能只会瞎忙活一通，进一步加剧你对睡眠的过度警觉和失眠症状。

焦虑陷阱：
安慰剂效应

如果你查看任何安眠药的处方，你都会看到安眠药和安慰剂之间的副作用的对比。没错，服用安慰剂的人往往会产生副作用。比较常见的症状是第二天感觉麻木沉闷，或是睡眼蒙眬。

为什么安慰剂会产生副作用？设想一下自己是一个失眠患者，并参与了一种新药的研究试验。你是自愿参加的，因为你希望这种新药能帮助你睡得更好。参加这种试验的志愿者通常会被要求停止服用任何安眠药，因此，志愿者的失眠可能会在短时间内恶化。一旦试验开始，你自然会认为自己很幸运，因为你觉得自己得到了新的活性成分，而不是安慰剂。如此一来，你的警惕性可能就会降低。一方面警惕性降低，另一方面之前连续数晚睡眠比较糟糕，两方面因素相结合，你（和其他服用安慰剂的人一样）就会报告说新药使你的睡眠质量得到改善。因为你可能比平时睡得更久，因而你可能会在醒来时感到昏昏沉沉。但是你非但没有意识到这是一种正常反应，反而把第二天的麻木沉闷感说成是新药物的副作用。

因为补觉会让我们感到昏昏沉沉，所以我经常警告我的病人，不要在只吃了一晚新药后就下结论。

固定每天起床的时间

失眠患者通常关注的是他们入睡时的困难，并且能够记住大量细节，比如就寝时间、迷迷糊糊入睡所需的时间、醒来的频率，以及他们在夜里醒着的时间。但当被问及他们的起床时间时，答案就变得模糊了，他们会说："这取决于我什么时候睡着。"从行为方式上解决睡眠问题的第一步是固定起床的时间。失眠患者经常说，为了睡得更好，他们愿意做任何事情，但当我要求他们每天在同一时间起床时，他们的第一反应是"我做不到"。事实上，强迫自己在一个特定的时间起床要比强迫自己入睡容易得多。如果你每天都在同一时间起床，那么强大的生物钟最终也会让你入睡的时间更有规律。

逐渐增加睡眠时间

　　在一夜之间增加你的总睡眠时间是很难做到的，这要归咎于睡眠的自我平衡本能与睡眠-觉醒时间表的昼夜节律波动之间的冲突，因为这两种生理系统是相互对立的。你的体内平衡系统可能想让你睡得更久，而昼夜节律系统（该系统预计第二天黎明到来的时间大约与前一天的时间相同）会在你得到你渴望的额外睡眠之前叫醒你。

　　如果你想把每天的平均睡眠时间增加 1 小时，那就要逐渐养成一个新习惯：在一到两个星期的时间里，每天比平常早 15 分钟上床睡觉，比平常晚 15 分钟起床。如果你发现这样自己能很容易入睡并且按时醒来，那就重复这个过程——早 15 分钟上床睡觉，晚 15 分钟起床，把你的睡眠时间延长 30 分钟，适应这个新习惯，然后再增加 30 分钟——这是一种比较简单的方法，可以实现你把总的睡眠时间延长一个小时的目标。

再次入睡的小窍门

　　许多失眠的人在床上醒着的时间比睡觉的时间多，他们不再把床和睡眠联系在一起。床被用于睡眠以外的活动越多，床和睡眠之间的联系就越弱。请把下面这句话变成你的口头禅：床是用来睡觉的。

　　如果你晚上醒来后难以再次入睡，可以使用下面这些方法。

- 不要看钟。如果有必要，把你的闹钟转过去，不要让它正对着你。如果你想知道现在是什么时间，那就告诉自己现在是晚上——这就是现在的时间！
- 平静地躺着，专注于呼吸。安慰自己总会睡着的，这是肯定的。
- 如果几分钟后你发现自己变得焦躁不安，起身离开卧室。不要做任何产出性事务，比如家务或工作（这会增加你的入睡难度）。读一些没有价值的东西，比如冰箱保修单。

- **不要打开电脑或电视。**阅读或观看有趣的东西只会让事情变得更糟，因为这无异于在奖励失眠，容易导致恶性循环。再强调一次，这时不妨把冰箱保修单拿出来读一读！
- **不要吃零食。**吃东西也可以是一种奖励，会加剧你的失眠。（更不用说深夜吃东西会导致体重增加。）
- **不断提醒自己：你的睡意最终会回来的。**心中这样想着的时候，回到床上，不要待在沙发或椅子上。

认为婴儿时期是我们一生中睡得最好的时期是一种误解。事实上，婴儿每次只睡很短的一段时间，他们的睡眠周期经常被夜间每两到四小时一次的进食需要打断。然而，婴儿在生病时确实睡得很沉，而且无论噪声多大也能睡着。如果你在婴儿睡着的时候踮着脚尖走路，害怕吵醒宝宝，那大可放心，不要紧张，因为宝宝正深陷梦乡之中呢。

我真想睡得像个九岁小孩

谁是社会中睡眠最好的人呢？答案是小学生。我们可以想想一个健康快乐的二三年级小学生的生活方式：他们放学回家之后，吃点儿零食，做点儿作业，吃点儿晚饭，玩一阵儿，每家一般都规定了睡觉时间，父母通常会给他们掖好被子，甚至会在床边给他们读故事，陪他们睡觉。9岁大的时候，你不需要担心房租或贷款，早上有人把你叫醒，给你做好早餐，吃完早餐后再把你送到学校。这个年龄段的孩子一般很容易入睡，似乎一整晚都睡得很香，醒来时精神抖擞。白天，他们精力充沛，不会犯困。

这些孩子有固定的作息，他们在宁静的状态下入睡，并感到安全、舒适和关爱。我们都应该这样睡觉。所以，如果你很难入睡或频繁醒来，不要苛责自己。如果你上床时心情良好，你会睡得更好。不管你醒着的时候压力有多大，只要你重新调整心态，给自己一点点关爱和积极的鼓励，然后掖好自己的被子，你就会睡得更好。你的生活反映了你的睡眠质量，而你的睡眠质量也反映了你的生活。

疲倦和困倦不一样

很多人都抱怨自己尽管很疲倦，却无法睡着，他们甚至会想方设法地让自己更累，以为这样能有助于睡眠，但这种做法似乎毫无结果，他们因而感到更沮丧。如果你起身做100个开合跳，你可能会觉得疲倦，但不会觉得困倦。（晚上锻炼实际上可能让你变得更兴奋——更多信息参见第60页关于睡眠和锻炼的内容。）

"疲倦"和"困倦"这两个词实际上有两种不同的含义，二者之间的区别很简单，但很重要。如果你在豪华酒店的房间里度过整整一个星期，什么都不做，你不会觉得疲倦，但你每天都会睡觉。甲状腺激素水平低也会让你感到疲倦，但不会感到困倦。要注意区分纯粹的疲倦和困倦，因为二者需要不同的解决方案。如果感到疲倦，你就需要休息；如果感到困倦，你就需要睡觉。

把小睡想象成吃零食

如果你没吃正餐，那么两餐之间吃点儿零食是可以的。但如果吃零食让你在正餐时间吃不下东西，那么这个习惯就成了问题。睡眠也是如此——小睡能够减少你的睡眠欲望，妨碍你得到一整晚的睡眠，但它也可以满足睡眠不足的人的睡眠需求。（事实上，如果你会在小睡的时候做生动的梦，那就表明你肯定睡眠不足。）

理想情况下，小睡的时间应该比较短暂，大约 40 分钟就可以了。如果时间过长，尤其是超过 90 分钟，你醒来时就会感到没有精神——这一现象有时被称为睡醉，是由一种被称为睡眠惰性的生理过程引起的。从本质上讲，一旦睡了那么长时间，我们就想继续睡下去，所以醒来时会感觉不舒服。

然而，白天打个小盹儿就能产生奇效，可以让你精力充沛，这就是为什么在工作场所小睡的观念正在发生文化转向。为什么在办公桌上吃午饭会被认为是工作投入的表现，而在办公桌上打盹儿会被认为是懒惰？得以充分休息的员工能够提高工作效率，这就使得一些工作场所引入了一些五花八门的午睡舱、午睡室，以及其他新设施。我敢打赌，如果你快速吃完午餐，然后在剩下的休息时间美美地小睡 20 分钟，那么下午你就会成为一个更清醒、更高效、更快乐的员工！

一些失眠的人告诉我，他们午饭后能在躺椅或沙发上睡着，到了晚上在自己的床上却睡不着。如果这种情况发生在你身上，请试着在你晚上睡觉的地方打盹儿。这样可以进一步强化自己的意识：床是睡觉的地方。

失眠的认知行为疗法

　　如果上述策略不足以缓解你的失眠症状，那么认知行为疗法可能是你的正确解决方案。CBT-I 治疗失眠的成功率很高——在接受 CBT-I 治疗的慢性失眠患者中，超过 2/3 的人在大约两个月之后不依靠药物就能睡得更好。（如果两个月听起来像是很长一段时间的话，那么考虑一下，对于那些常年遭受睡眠折磨的人来说，两个月的投资是值得的，它可以换来一生的好觉！）

　　CBT-I 可以在集体环境下进行，也可以在治疗师一对一的指导下进行。轻度失眠的人可以自己运用 CBT-I 原则改善睡眠质量（网上有应用程序）。

　　认知行为疗法基于这样一个假设：慢性失眠患者的睡眠方式是由过去糟糕的睡眠经历和错误观念导致的，这些经历和观念导致他们养成了自己认为必要的睡眠行为，实际上却加重了他们的问题。如果你患有失眠，睡眠就成了一个十分重要的话题，你的家人和朋友会主动向你提供睡眠建议。你读的关于睡眠的书比大多数人都多，自然会认为自己对睡眠很了解。但在使用 CBT-I 疗法时，你可能会发现，你所信赖的某种观念已经让你走上了错误的道路。例如，刚开始，喝酒后你可能会睡得更好，但从长远来看，夜夜饮酒只会让睡眠问题变得更糟。

CBT-I 的目标是提供信息，帮助你从不同的角度思考睡眠问题，调整自己的行为，从而带来渐进式的睡眠质量改善，而这些改善可以激发你在思维和行为上进一步做出改变。久而久之，这个过程就像滚雪球一样会逐渐逆转失眠造成的恶性循环。

关于失眠，最令人沮丧的是，你会觉得自己试图入睡是在浪费时间。你可能在床上躺了 8 个小时，但只睡了 5 个小时。浪费在试图睡着上的时间可能会让你觉得自己无法控制睡眠。睡眠限制是一种常见的 CBT-I 行为技巧，它规定你只能在床上待较短的时间，通常为 5 个半小时到 7 个小时，它还要求你有固定的起床时间（不管你前一晚睡得多好），并且在当天的其他时间都不能睡觉。在睡眠受限的情况下，人体的平衡本能可以提高保持睡眠状态的能力。随着睡眠的改善，你可以逐渐增加在床上的时间（大约一周一次，每次增加 15 ~ 30 分钟），直到你对自己的睡眠时长感到满意为止。

在实施睡眠限制法时，你也可以使用刺激控制这种方法。典型的刺激控制法旨在加强卧室和睡眠之间的联系，其中包括只有困了之后才能上床，睡不着的时候立即下床。如果你在床上辗转反侧，心中感到沮丧，你可以采取一些其他办法让自己再次入睡，比如 50 ~ 51 页提到的办法。

除了睡眠限制和刺激控制这两种办法，你还可以结合放松练习或正念冥想（参见第 62 页），以此来减少你可能对睡眠产生的焦虑。这样做的目的是赶走你对睡眠的各种想法和担忧。我最喜欢的一种帮助遏制这些胡思乱想的方法是提前计划好思考时间（参见 43 ~ 44 页）。

第 4 章

什么影响了
我们的睡眠？

正如我们的睡眠质量会影响我们清醒时的生活一样，我们白天的行为也会影响我们的睡眠。这一章讨论了饮食、运动、电子设备、药物、寝具等对睡眠产生的各种影响，还探讨了将某些行为（比如冥想或放松技巧）融入日常生活中对提高睡眠质量的帮助。最后，本章解决了我们在旅行时最常面临的睡眠问题，比如如何在飞机上睡觉，如何适应夏令时，等等。

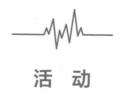

活 动

睡前应避免剧烈运动

有规律的体育锻炼（即使每天只有 10 分钟）能帮助人们更快地入睡，增加总睡眠时间，提高整体睡眠质量，促进人体生长激素（HGH）的分泌，从而增加恢复性的深度睡眠时间。身体锻炼有助于减轻体重，改善情绪，还能带来更健康的睡眠。锻炼还能以其他方式促进睡眠，比如减少压力。

但是，关于什么时间锻炼最有利于睡眠这一问题，科学界还没有达成共识。因为锻炼产生的肾上腺素和热量需要一段时间才能消除，所以睡前剧烈运动可能会适得其反。当年我刚开始涉足睡眠领域时，教科书上说晚间锻炼可能会让人更难入睡，更难保持睡眠状态。然而，对于许多人来说，晚上可能是最方便的锻炼时间，因为早上我们通常需要急匆匆地赶着去学校或去上班，而在工作日的中午锻炼也是不切实际的。在很长一段时间内，我给失眠患者的建议是控制晚上的锻炼强度，只做简单的拉伸练习或平缓的瑜伽运动。然而，最近的研究发现，锻炼的时间可能并不重要。晚上锻炼可能会让你更难入睡，但是一旦睡着之后，这种睡眠就是深度睡眠。在睡前一小时内进行剧烈运动仍然有可能扰乱睡眠，所以在上床之前要早早地完成锻炼，但是不要把一天中的某个时间不合适当作不锻炼的借口。

正念冥想可以助眠

有人说，睡眠是最好的冥想，但是很多有睡眠问题的人会求助于冥想来让忙碌的大脑安静下来。正如前文提到的，正念冥想技巧和呼吸练习经常被纳入治疗失眠的行为疗法中。这是有道理的，因为失眠患者很容易胡思乱想，对于无法入睡可能带来的灾难性后果过度焦虑。正念冥想技巧可以训练我们的思想停留在当下，以免自己陷入对自我挫败的悔恨和担忧之中。

你可以随时随地练习冥想，但对于那些睡眠不佳的人来说，最好是在安静的环境中开始，就在你上床睡觉之前。闭上眼睛，心无旁骛，调整气息，让你的呼吸稳定、绵长、自然。你可以想象一个令人放松的场景（比如沙滩或蓬松绵软的云朵），或者把手放在腹部，把注意力放在自己气息的起伏上，或者想象你每次吸气的时候，你的呼吸慢慢地从脚趾向上运动，一直到达自己的头部。教人正念冥想的应用程序有很多，其中包括一些专门针对睡眠的应用程序。

要知道，一开始思绪飘浮是很常见的，所以不要灰心丧气，平静地将你的注意力转移到冥想和呼吸上。试着每天冥想10分钟，坚持至少8周，然后再判定这样做到底有没有用。

性生活可以改善睡眠吗？

　　每当有人问我这个问题时，我都会反过来询问提问者他们在睡眠和性生活方面的经历。性生活方面的事情可以说是五花八门，所以我得到千奇百怪的回答也就不足为奇了。你可能认为性生活可以改善睡眠（事实上也的确可以），但是人类可以在一天中的任何时候发生性行为。退一步说，如果我们在这期间突然睡着了，那会让人感觉不舒服的！一般来说，如果你已经想睡觉了，高潮可以帮助你感到困倦。高潮会释放催乳素，催乳素会让人放松，产生睡意；高潮也会释放催产素，催产素会让人平静，增进社会联结。但是考虑到体力消耗和体内产生的大量化学变化，性生活会让有些人感到精神亢奋，难以入睡。

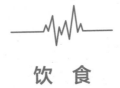

饮　食

酒精无法解决睡眠问题

　　喝酒可以帮助你更快地入睡。如果你喝得足够多，它甚至会让你晕过去，但这并不能帮助你保持睡眠状态。酒精会破坏睡眠的自然恢复效果，而且代谢速度太快，无法提供整晚的睡眠。酒精是一种镇静剂，因此你饮酒后的睡眠更像是昏迷，而不是平静的睡眠。更糟糕的是，酒精会加剧严重的睡眠问题，比如阻塞性睡眠呼吸暂停。

　　一些非处方的夜间助眠药物依赖的是酒精和抗组胺剂。酒精有助于快速入睡，而抗组胺剂有助于维持睡眠。然而，这些东西的效力在几天后就会很快减弱，变得不可靠。更重要的是，这些药物并没有从根本上解决人们睡眠问题的核心起因。

睡前 6～8 小时不要摄入咖啡因

　　考虑到社会中普遍存在的睡眠不足问题，咖啡店的蓬勃发展也就不足为奇了。咖啡因是世界上使用最广泛的精神兴奋剂，90% 的成年人经常摄入咖啡因。和大多数医生一样，总的来说，我也提倡一个古老的睡眠卫生规则：睡前 6～8 小时不要摄入咖啡因。但关于咖啡因在体内的新陈代谢及其对大脑的影响的新研究告诉我们，之前的旧规则不再那么简单了。

适量摄入咖啡因已被证明能改善健康状况和生活质量。常规的咖啡因摄入指南建议成年人将咖啡因摄入量控制在每天 200～400 毫克之间，也就是大约两到四杯咖啡的量。然而，每个人对咖啡因的反应都是不一样的。咖啡因的作用取决于许多因素，包括个体在代谢方面的遗传性状，以及年龄、肝病、肥胖、吸烟史和饮食。咖啡因也与许多药物相互作用，例如，口服避孕药的使用会增加咖啡因的半衰期（也就是说咖啡因的效果会延长）。有些人对咖啡因的效果极为敏感，而有些人则耐受性较强或敏感度较低。反复摄入咖啡因可以提高对其副作用的耐受性。总之，你要听从自己身体的反应。如果饭后喝一杯没有什么不良影响，那就尽情享受咖啡吧！

　　综上所述，在睡觉前喝咖啡还能睡着并不是什么值得骄傲和吹嘘的事情。我们的大脑靠一种叫作腺苷三磷酸（ATP）的分子运转。当我们的 ATP 耗尽时，大脑中会生成一种叫作腺苷的副产品，腺苷的水平越高，我们就越困。咖啡因会阻断大脑的腺苷受体，这就是为什么它会让我们感觉不那么困。所以，如果你在喝了一杯浓缩咖啡后睡着了，这可能意味着你的大脑中已经因睡眠债累积了大量的腺苷，导致咖啡不足以让你保持清醒。

喝水不是问题，直到它成为问题

　　正常情况下，一个人在睡觉的时候，身体产生的尿液较少，所以人可以没有干扰地睡得更久。许多人睡觉时会在床边放一杯水——特别是在冬天，因为此时暖气可能让人感到干燥，或者在晚餐吃得比较咸或比较辣时——这是完全可以的。然而，如果你经常在醒来时感到口干舌燥，需要在床边放杯水，那么你很可能是睡觉打鼾，用嘴呼吸，因此你必须去看医生。当然，有些药物也会让你感到口渴。

　　如果你总是被渴醒，并且需要排尿，那么你可能患有睡眠呼吸暂停症，应该问问医生。如果你睡觉打鼾或醒来时精神不佳，就更有可能出现这种情况。如果你醒来后不仅需要小便，还需要喝水，这就意味着你的睡眠生理可能出现了问题。当喉咙变得狭窄时，比如阻塞性睡眠呼吸暂停的典型症状，会发生一系列事情，最终导致肾脏产生更多的尿液。如果排空膀胱的信号足够强，你就会醒来去小便。如果你在睡眠过程中没有接收到这种信号，你就会尿床。（这就是为什么限制尿床的孩子喝水是错误的。单纯的喝水通常不是孩子尿床的原因，其他生理因素起的作用更大。更多关于尿床的信息，详见第 127 页。）

睡前两小时不要吃任何东西

睡前吃东西可能会有不利影响，原因有几个。首先，上床时胃里塞满食物会加剧胃酸倒流，导致胃灼热，这是最主要的干扰因素（详见下一小节）。其次，虽然很多人认为睡前吃高糖食物会使我们过度兴奋，干扰我们的睡眠（这不是大脑处理糖分的方式），但事实是，深夜吃任何食物都更有可能使我们发胖，它甚至有一个名字，叫"夜间饮食综合征"，会导致肥胖症。当我们睡眠不足感到疲惫时，我们在食物选择上往往比较冲动，可能会吃我们通常不吃的油腻的、高脂肪的或其他不健康的食物。当我们昏昏欲睡或想在本该睡觉的时候保持清醒时，就很容易胡乱地吃东西。此外，一些在晚上服用的药物在空腹情况下效果更好，食物会影响安眠药等药物的吸收，导致药效波动或影响疗效。

另一方面，不要养成饿着肚子睡觉的习惯，它会扰乱睡眠，破坏肌肉，甚至会加重与睡眠有关的饮食失调。

防止胃食管反流

　　胃灼热是胃食管反流病（GERD）的一种症状，是胃酸向上进入食管引起的一种疾病。在食管和胃的交界处有一个由肌肉组成的瓣膜，能允许食物进入胃中，同时防止胃里的食物返回食管。但当这个瓣膜发生故障时，就会导致胃酸伤害。胃食管反流在怀孕期间更为常见，这也是女性在这个时候睡不好的另一个原因（关于睡眠和怀孕的更多信息，参见第 133 页）。对于大多数人来说，偶尔的胃灼热并不是一个严重的问题。然而，持续出现胃灼热会导致并发症，比如严重的食管损伤，增加罹患食管癌的风险等。

　　治疗胃灼热的方法有很多，包括药物治疗、手术治疗，以及明确诱因并尽可能地降低其影响等等。地心引力似乎也有一定的影响，因为平躺会导致酸性物质上升，因此许多患有胃灼热的人在睡觉时症状最明显。反流很严重的时候，醒来时嘴里会有苦味。减轻胃食管反流症状的一个常见方法是增加枕头高度，抬高上半身，避免平躺睡觉。减少咖啡因的摄入量、减少进餐量、睡前避免饮酒、戒烟也能起到一定作用。在有些人身上，引起胃食管反流的一个被忽视的因素是阻塞性睡眠呼吸暂停（参见第 26 页）。胃反流会影响你的睡眠，而睡眠呼吸暂停会加重胃食管反流。如果你的睡眠呼吸暂停得到治疗，那么胃食管反流的症状也可能得到改善。

热牛奶能让我睡得更香？

在有些家庭，家长通常会在孩子们晚上睡觉前给他们喝上一杯热牛奶。这种做法可能起源于晚上给家中的小孩喂奶的习惯，过去，母乳喂养的时间比现在普遍要长。睡前的一杯热牛奶可能会让成年人感到放松，因为他们对这种充满关爱的童年传统有着美好的回忆。同时，牛奶也是一种富含蛋白质的食物，可以防止你空腹睡觉。热牛奶本身并不含有促进睡眠或帮助失眠者睡得更好的化学成分，但如果你喜欢这个传统，就不必停止。

睡前可以喝点儿草本茶

市面上有很多不同的茶可以帮助你入睡，偶尔使用其中任何一种都能促进睡眠。帮助你入睡的茶通常含有缬草和洋甘菊，洋甘菊本身并不总是有助于睡眠，但是缬草有轻微的镇静作用，第一次服用时会使你昏昏欲睡。然而，如果每天晚上都服用，这些镇静效果最终会消失，尤其是在睡眠障碍的潜在原因没有得到解决的情况下。对于一个患有慢性失眠的人来说，单靠草本茶是不足以解决问题的。不过，在一天结束的时候，喝喝茶放松一下也没有什么错。

海鲜解决不了失眠问题

关于吃海鲜有助于睡眠的零星报道没有科学依据。研究表明，食用海鲜对睡眠质量的改善作用相对较小，总的来说，与服用安慰剂的人相比，受试者的睡眠状况并没有明显改善。对有些人来说，鱼中的锌和维生素 B_6 等营养物质可能有一些积极的影响，但如果你有严重的失眠问题，光靠吃鱼不太可能解决。

说到食物和睡眠的关系，关于吃大量的色氨酸（火鸡和鸡肉中含有的成分）会让你犯困的说法是错误的。在对照研究中，食用大量色氨酸的人并不比服用安慰剂的人更容易入睡。诚然，在感恩节大餐后你可能会感到困倦，但这是由于暴饮暴食、旅途劳累、下午用餐（此时我们的清醒水平下降）、用餐时喝酒，或者完全是因为休假时整个人处于放松状态——这些都会让你在吃火鸡后感到昏昏欲睡。

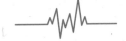

安眠药及其他辅助药物

处方安眠药安全吗？

目前，处方安眠药（也被称为催眠药）在某些方面肯定比过去的安眠药更安全。过去医生常开的是高剂量的巴比妥酸盐和甲喹酮，如今，处方安眠药的趋势是更安全，而不是药效更强。事实上，过量服用一些非处方安眠药可能比处方安眠药更危险。偶尔（比如当你的岳母来你家的时候）使用安眠药来帮助你摆脱暂时性失眠是可以的。

但是，对于一个连续 3 个月以上难以入睡和 / 或难以保持睡眠状态的人（患有慢性失眠的人）来说，夜晚已变成了一段烦躁不安的时间。服用安眠药可能会增加另一层担忧，尤其是在药效明显的情况下，失眠症患者可能会想：今晚的睡眠会有多糟？我需要吃一片还是两片？如果我的药吃完了怎么办？当人们说他们没有处方安眠药就睡不着时，安眠药的使用就成了一个问题。安眠药需要处方的主要原因之一是它会使人形成依赖性，而任何助眠药物的总体目标都是让患者在不依赖药物的情况下轻松入睡，醒来时精神焕发。如果造成失眠的根本原因能得到解决，那么大多数患有失眠的人都会睡得更好。

摆脱"天然的"睡眠辅助药物，追求更自然的睡眠

保健食品商店的货架上摆满了"天然的"睡眠辅助药物，其中许多药物都具有轻微的镇静作用，这通常会随着时间的推移而减弱。但是服用镇静剂和自然睡眠是不一样的，一般来说，这些药物最好用于偶尔发作的失眠。对于慢性失眠，许多一开始似乎有效的睡眠辅助药物最终都会失去效果。从长远来看，依赖辅助药物并不能解决睡眠不良的根本原因。以下是市面上最受欢迎的辅助药物的简略介绍。

- 大麻二酚（CBD）。人们对大麻衍生物 CBD 的医疗用途越来越感兴趣，辅助睡眠就是其中之一。事实上，初步研究和越来越多的逸事报道表明，CBD 可能的确有助于治疗失眠。但在随机长期临床试验完成之前，依然不建议使用 CBD。我们需要看看疗效是否有持续性，是否有任何副作用。

- γ-氨基丁酸（GABA）。这是一种氨基酸，也是大脑中最重要的神经递质之一，有助于减少焦虑，促进睡眠。许多常见的处方安眠药（比如安必恩）就是通过增加我们大脑中 GABA 的活动来发挥作用的，这种自然产生的化学物质也作为非处方辅助药物出售。然而，当 GABA 被消化后，它不太可能对你的大脑产生太大的影响，也不可能让你感到非常困倦。

- 镁。镁具有镇静作用。作为轻泻药的镁乳可以放松我们的肠道肌肉，但并没有充分的证据表明含镁的辅助药物有助于治疗慢性失眠。

- 褪黑素。褪黑素是大脑中的松果体在夜晚到来之前自然释放的一种激素。褪黑素类辅助药物可能会帮助成年人更快入睡（研究表明它确实有助于儿童更快入睡），但对大多数人来说，它无助于保持睡眠状态或显著增加总睡眠时间。各种褪黑素制剂的纯度和质量差别很大，药瓶上所写的经常与实际情况有很大不同。这可能是人们对褪黑素反应不同的原因之一，有些人认为褪黑素不起作用，而另一些人则觉得褪黑素会让他们昏昏欲睡。

有些药物会导致更严重的失眠

许多药物会对你的睡眠产生负面影响，而你可能对此一无所知。普萘洛尔是一种用于控制血压和预防偏头痛的常用处方药，它和泼尼松等口服类固醇一样会导致失眠。许多非处方感冒药和过敏药也有镇静作用，但其中很多是白天用的，在晚上服用白天的感冒药会影响你的睡眠。还有一些非处方制剂含有咖啡因，比如常见的止痛药。

处方药都有完整的副作用和禁忌证清单。如果你在开始服药或更换药物后出现失眠，请告诉药剂师或医生。如果你怀疑你的睡眠受到了药物的干扰，那么你在停止服药之前一定要向医生咨询，因为突然停用某些药物可能不安全。

你不仅要考虑服用的药物类型，还要考虑服用的时间，这一点很重要，对于用于治疗注意力缺陷障碍的控释制剂尤其如此。控释药物的目的是延长药物的作用时间，这可能会扰乱睡眠。为了抵消药物的影响，医生可能会给你开一种助眠药物，这就导致了所谓的多重用药的情况——一种接着一种地用药。和你的医生谈谈服用控释制剂的最佳时间，以避免扰乱睡眠。

另一种需要注意服药时间的是抗抑郁药，有些抗抑郁药具有镇静作用，有些则有提神作用。对于长期服用抗抑郁药的患者来说，在不同药物之间切换是相当常见的。如果医生把你服用的具有镇静作用的抗抑郁药换成了具有刺激作用的药物，而你出于习惯还在晚上服用，这就可能导致你睡不好。

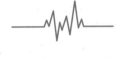

电子设备与科学技术

神奇的蓝光效应

蓝光频率对身体的生物钟和睡眠时间有着特殊的影响。我们眼睛中的一种光感受器——有内在光敏性的视网膜神经节细胞——会优先对蓝色光谱的光做出反应，以调节我们的昼夜节律。自从我们了解到这些特殊的神经元会优先对蓝光做出反应，阻断屏幕发出的蓝光的想法就变得流行起来，因为从理论上讲，它可以在不引起昼夜节律系统的显著变化的情况下，让我们在深夜使用这些设备。

蓝光过滤策略确实可以减少光线对延迟生物钟的影响，

但蓝光并不是电子设备让我们难以入眠的唯一原因，我们与这些设备及其内容的接触可能起着更重要的作用。使用蓝光过滤策略就像在香烟上加滤嘴一样，可能的确有作用，但它不能解决根本问题。

试试可穿戴设备

用于监测睡眠的便携式设备已经在临床和科学领域中使用了几十年，但随着智能手机和可穿戴设备的出现，这项技术变得更加普及。很明显，从睡眠追踪器和可穿戴设备的流行来看，公众比以往任何时候都更加认识到睡眠的重要性。我不会阻止病人使用这些设备，反而很高兴看到他们重视自己的睡眠，但我不确定大家到底想从这些设备中得到什么信息。你不会使用一个单独的温度控制器来监控你的冰箱，以确保它正常工作。如果食物在早上是凉的，你就会知道冰箱在晚上是正常工作的。同样，如果你早上醒来感觉神清气爽，一整天都精力充沛，那么你就不太需要睡眠追踪器。相反，知道自己睡得不好并不能帮助你在第二天晚上睡得更好。

如果你的睡眠模式发生了变化，这可能意味着你身体的其他部分也在发生变化，那么可穿戴睡眠跟踪设备可能有用武之地，但过分关注这些设备监测到的结果也可能会带来问题。同一个人在同一个晚上使用不同的设备可能得到截然不同的结果。"恐惧失眠性失眠"（orthosomnia）这个新术语甚至被用来形容那些为了追求完美睡眠而使用这些设备，却导致睡眠问题恶化的人。如果你很好奇，那就买一个可穿戴设备吧，但不要因为担心结果而失眠。

白噪声的功效

虽然睡觉时的任何噪声都有可能把我们吵醒，但只有那些明显比一般的背景声大的噪声才能把我们吵醒。真正的原因与其说是噪声本身，不如说是声音环境的突然变化。像烟雾报警器那样突然发出噪声有一个目的：提醒和警报。但是如果是喇叭声、吵闹的邻居，或者笨重的火炉打扰了你的睡眠，你能做什么呢？

白噪声是一种机器产生的声音，其目的是掩盖这些干扰性的声音变化，并在整个晚上提供一种连续的、令人愉快的声音。白噪声机器的工作原理是给我们的环境引入一种均匀的背景噪声，让我们习惯这种噪声，并将其与睡眠联系起来。通过提高熟悉的声音的音量，我们就不太可能注意到突然出现的令人不快的噪声了。

对于那些睡在令人不快的噪声环境中的人来说，白噪声机器是一种有用的工具，尤其是当噪声断断续续或不可预测的时候。许多人在旅行时带着他们的白噪声机器，以帮助他们在陌生的床上睡得更好。有些人甚至会在他们不喜欢的安静环境中睡觉时使用白噪声机器。研究表明，在白噪声环境下睡觉对宠物也有好处，这可以缓解分离焦虑。

有些白噪声机器只能播放一种声音，有些则有各种各样令人舒适的声音，既有雨滴或海浪等发出的大自然的声音，也有风扇呼呼转动发出的噪声。廉价的白噪声应用程序也同样有用，但这些软件用的大多是循环的片段，这可能会干扰那些对噪声和循环重复高度敏感的人。

白噪声并不是唯一的选择。虽然白噪声包括同一音量下人耳可听到的所有频率的声音，但很多机器会过滤掉某些频率。粉红噪声过滤掉了一些高频的声音，所以听起来更像是下雨；褐色噪声过滤掉了更多高频的声音，发出的是更为低沉的隆隆声。说到底，这都是个人偏好的问题。如果你能找到一种适合自己的噪声，它就可以成为你终生的安慰。

耳塞的妙用

对于睡觉时使用耳塞，我有一种复杂的情感。没错，耳塞可以屏蔽噪声，而且使用起来非常简单。对于陌生的、嘈杂的睡眠环境，比如当你在自己家以外的地方睡觉时，耳塞可以作为一个不错的临时解决方案。然而，当一个人相信耳塞对他的睡眠至关重要时，这就成问题了。

失眠者的睡眠质量难以预测。如果某一晚他们戴着耳塞睡觉，结果睡得很好，他们就会突然对噪声变得极为敏感。如此一来，他们会相信自己必须在没有噪声的情况下才能入睡，因而他们的大脑会迫使他们睡得更浅。最终，随着时间的推移，他们的睡眠会真的变得越来越浅，耳塞也就不再有效了。

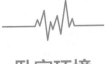

卧室环境

床是用来睡觉的

床只能用来睡觉，这是标准睡眠卫生规则的一部分。之所以如此，是因为如果你在床上做其他活动，比如看书或看电视，你的身体就会习惯于在床上保持清醒。对于慢性失眠患者来说，一定要遵循《再次入睡的小窍门》一节的内容，这样有助于加强床和睡眠之间的联系。

话虽如此，我还是经常会遇到一些人，他们说自己喜欢在床上看书，但又有些担心，因为在床上看书后的睡眠很糟糕。没错，的确很糟糕，如果你很难入睡的话。但如果你的睡眠没问题，那你可以在床上做任何你喜欢做的事。我把这种情况比作早餐吃巧克力蛋糕。如果你患有糖尿病，这绝不是一个好主意，但如果你很健康，那偶尔款待一下自己也是不错的。

最佳睡眠温度

我们一般在凉爽的环境中睡得最好，因为体温下降通常会让我们感到困倦。尽管个人偏好不同，但将卧室温度保持在 15.5 ~ 21℃ 应该有助于睡眠。

睡眠中一个无法解释的现象是，虽然我们通常能够将核心体温维持在 37℃，但当我们处于快速眼动睡眠期时，这种对核心体温的调节作用会减弱，这被称为变温性。由于快速眼动睡眠占据了晚上最后 1/3 的时间，这可能就是刚入睡时我们会踢被子，但到了凌晨我们又会和同床的人争被子的原因。

使用遮光帘和眼罩

正如前文所讨论的，光线对人体的昼夜节律有着巨大的影响，这就要求我们必须控制睡觉前和睡觉时的光线。在夜晚感受到人造光会欺骗我们的大脑，让它表现得像是在一个短暂的夏夜，使我们睡得更晚。如果你的睡眠有问题，那么，睡前大约两小时开始就要逐渐减少暴露在光源下的时间，把电子设备放在卧室外，把所有发出亮光的钟表都放在视线之外。遮光帘和眼罩可以进一步阻挡不必要的光线。

失眠可能不是床垫的问题

通常，失眠患者在自己家以外的地方能睡得更好，因为他们把自己的卧室与沮丧和缺乏睡眠联系在一起——这可能就是为什么许多人在酒店里睡得更好。他们可能错误地将睡眠改善的原因归结于床垫的变化，而不是整体环境的变化，所以酒店就这样在不经意间推销了他们的床垫。

床和寝具已经成为奢侈品，它们广泛采用了新材料和新技术，价格也随之上涨。电子传感器和加热与冷却系统现在被安装在床垫上。如果你能负担得起，那就买吧，在你自己和你的家人身上挥霍吧，希望这样你能睡个好觉。但如果你一开始就睡不好，那么新床垫能解决问题吗？如果你的旧床垫已经凹凸不平，那换个新床垫理所当然，否则，你可能根本不需要更换床垫。

回想一下你小时候是怎么睡觉的。你只需要一条毯子和一个枕头，就可以在朋友家的地板上美美地睡着；十几岁的时候，你喜欢睡在朋友的沙发上……几乎没有独立的科学数据表明，更换床垫对改善大多数人的睡眠质量有帮助。

请远离二手床垫

但是，如果可能的话，千万不要买二手床垫。经过多年的使用，旧床垫甚至比新床垫还要重。你要明白，这是因为床垫会吸收皮肤上的油脂和汗水，床垫里也会滋生尘螨——尘螨以床垫上人们的死皮为食。尘螨还会导致我们过敏，而过敏会引起……你看，我们又回到了睡眠问题上。

重力毯没那么神奇

重力毯越来越受欢迎，尤其是在帮助患有孤独症谱系障碍的儿童改善睡眠时。之所以如此，是因为人们认为加重的毛毯能让人产生被拥抱的感觉，可以使人释放催产素，这种激素与社会联系有关，可以减轻焦虑。重力毯也被越来越多地用于治疗其他疾病，比如失眠。我见过一些人，他们说重力毯能改善他们的睡眠，但目前还没有强有力的科学证据表明它们在客观的睡眠监测中也能发挥作用。一项针对使用重力毯的儿童进行的随机实验也没有发现他们的睡眠得到了改善，但比起普通的毯子，孩子们确实更喜欢重力毯。如果重力毯能让你睡得更好，那就一定要用，但别指望它能对你的失眠产生什么神奇的效果。

选择适合你的枕头

在购买枕头的时候，要挑选那种与你头部和颈部的轮廓自然吻合的枕头，比如羽毛枕头或记忆绵枕头，因为厚实坚硬的枕头可能会迫使你的脖子处于不自然的弯曲状态。所谓的颈椎枕有内置的支撑，它以符合人体工程学的方式对齐颈部，并根据肩膀、头部和颈部的自然弯曲弧度来塑造轮廓。日本的"荞麦羽毛枕"是用天然荞麦皮填充，与头部和颈部的弧度保持一致，并能保持稳固的形状。（有人非常喜欢这种枕头，但也有人把它比作一袋松脆的鹅卵石。）

人们经常说自己睡觉时只有一种姿势，而品牌方也经常针对侧卧、俯卧和仰卧等姿势推出专门的设计。但如果你看过人们睡觉时的视频（我就是这样做的），你会发现人们整晚都在改变睡觉的姿势。相信我，仅仅因为你醒来后的姿势和你开始睡觉时的姿势一样，并不意味着你整晚都是这个姿势。简而言之，你不必在意这些设计。

围绕着孕期抱枕这一产品，人们已经发展出了一整个产业。这种产品可以有效地帮助女性侧卧睡觉，转移背部和臀部的部分压力，甚至可以帮助转移主动脉的负担。

如果你对天然羽毛这样的材料过敏，那就最好选择记忆绵、竹纤维和聚酯纤维等低过敏性材料制成的枕头。

针对打鼾的非处方治疗方法多种多样，包括当鼾声达到一定分贝时轻轻震动的"鼾声报警枕头"，以及带有跟踪传感器，可以提供实时睡眠分析的智能枕头。我甚至在市面上见过内置马达的枕头，当传感器检测到鼾声时，这种枕头会让你的头转动。但我给病人做睡眠呼吸暂停评估时发现，单靠枕头通常是不够的。（这并不是说体位疗法对睡眠呼吸暂停没有作用。）

随着"睡眠流行病"的蔓延，越来越多的噱头进入枕头市场，这不足为奇。除了前面提到的治疗打鼾的枕头之外，所谓的含有磁铁的磁性枕头也号称可以治疗疼痛和其他疾病，但从医学上看，这种说法并不可信。由于磁铁会干扰起搏器的功能，所以使用起搏器的人应该完全避免使用磁性枕头。由降温凝胶和记忆绵制成的"降温枕头"吸引了那些睡觉时燥热或盗汗的人，这些枕头可能对某些人有用，但并非对所有人都有用。

助眠的气味

你可能认为像气味这样缥缈而短暂的东西不会对我们的睡眠产生太大的影响，但有证据表明，芳香疗法对睡眠是有益的。例如，多项研究表明，薰衣草的气味有镇静作用，能够改善睡眠意识。这是因为当我们睡着时，我们的大脑会经历一个感知分离的过程，它会把注意力转向身体内部，对外部刺激的反应变得不那么灵敏。但是，有一种感觉即使在深度睡眠中仍然存在，那就是我们的嗅觉，这是从史前时代遗传下来的本能——那时我们需要对捕食者的气味保持警惕。

请记住，使用芳香疗法——无论是往枕头上喷上香氛还是使用扩香器——可能会让人感到身心愉悦，安然入睡，但它只能帮助那些有轻微睡眠问题的人。

狗狗可能让你睡得更好

从史前时代开始一直到现在，数千年来，狗狗一直在提醒人类提防捕食者——史前时代的人类在睡觉时容易受到大型猫科动物的攻击。而到了现代，后院的狗会在入侵者闯入时狂叫着发出警报。狗在昏暗的光线下看得更清楚，对移动物体的感知力也比人类要好，而且它们的睡眠周期比较短，比我们在晚上醒来的次数更多。因此，狗在卧室的时候，人们，尤其是女人，能睡得更好也就不足为奇了。再加上狗对人类的热爱和忠诚（人类对狗也是如此），你就能明白为什么它们是理想的卧室伴侣了。另外，由于一到早上就必须带狗出去遛一遍，这有助于人们固定起床的时间。

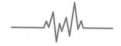

其他睡眠问题

如何在飞机上安睡？

我经常在飞机上睡觉，尤其是长途旅行时。在飞机上，无论我们坐在哪里，都无法保证睡眠，不断缩小的经济舱座位甚至让小睡都成为一个巨大的挑战。每次坐飞机之前，我都会计划一下自己是否要睡觉，如果想睡觉的话，我会提前做好准备。以下是我的建议。

- 如果你打算在飞机上睡觉，白天就一定不要喝咖啡。
- 穿宽松的衣服和鞋子，因为它们穿戴起来更方便，而且一定要穿袜子！
- 如果灯光让你无法入睡，可以戴上眼罩。
- 如果飞行中的噪声（驾驶舱广播、飞机发动机的声音等）会干扰你，可以随身携带降噪耳机或耳塞。我更喜欢耳机——我发现耳机比耳塞更有用、更舒适，也更安全，因为你需要时不时听到周围发生的事情，耳机可以更容易看到你隔绝了外界的声音。耳机还可以用于娱乐，如果你喜欢听着音乐或播客入睡的话。
- 不要在飞机上服用安眠药，尤其是当你独自一人旅行的时候。这样做会让你对周围的环境反应迟钝，更容易受到伤害。如果安眠药药效持续的时间比飞行时间长，那么到达目的地后也会带来潜在的问题，比如当你打算一下飞机就自己开车的时候。

- 如果你有打鼾的习惯，不要在飞机上喝酒。喝酒会让你的鼾声更响，可能响彻整个机舱。

- 如果你平时使用 CPAP 机的话，可以带上它。现在的 CPAP 设备已经得到美国联邦航空局的批准，可以带上飞机。一开始你可能会觉得不自在，但你身边的乘客可能不会介意，毕竟他的另一个选择是震耳的鼾声。

- 大多数飞机座位都不是为睡觉而设计的，睡觉姿势不自然会导致颈部不适。更糟的是，我们睡着之后，颈部肌肉会放松，所以坐着睡觉时头会突然下沉把我们惊醒。旅行枕头会提供辅助支撑，这样你坐着的时候就能睡得更好，保证你的头和脖子在同一直线上，从而减少颈部的压力。

如何应对时差反应？

由于人类的生物钟在一年中是逐渐变化的，所以它无法应对时区的突然切换，这就是为什么我们会出现时差反应，即生物钟与周围的世界不同步，导致睡眠受到明显干扰的情况。其他身体节律，比如饮食安排，也会受到干扰，因而我们经常会感到不适，出现易怒、不适和头痛等症状。

通常情况下，你每经过一个时区需就要一天的时间调整生物钟。因此，穿越三个时区的旅行者会有大约三天的不适。（如果你计划的旅行时间少于三天，那么干脆不要倒时差，你反而会感觉更好。）幸运的是，对于时间更长的旅行，有一些行之有效的策略可以减轻时差反应，并将时差带来的不良影响降到最低。

- 在到达目的地的第一个早晨，醒来后尽快让自己暴露在尽可能多的光线下。
- 下午进行一些体育锻炼，赶走睡意。
- 多喝水，不要喝酒。在飞机上这样的低湿度环境中，多喝水是一种很好的做法。酒精会让适应时差变得更加困难，尤其是当你已经睡眠不足的时候。（关于酒精对睡眠的影响，参见第 63 页。）
- 如果你向东旅行，那么白天的时间会缩短，睡觉时间比你的生物钟习惯的时间要早。在旅行前的几天早点睡觉，以便提前适应新的时区。尽量不要在飞行期间打盹儿，这样在新的时区你会更容易入睡。着陆后，尽量避免明亮的光线，这是为了让你的大脑提前做好夜幕降临的准备。如果你乘坐的是向东飞行的通宵航班，并且在清晨到达目的地，那么你就可以最大限度地享受新时区的光线，让自己保持清醒。

- 如果你向西旅行，白天的时间会延长，所以在飞机上打个盹儿可以帮助你在新时区保持清醒。通常来说，与向东旅行相比，人们更容易适应向西旅行，因为晚睡比早睡更容易。

- 如果你的旅行时间不超过 5 天，而你希望生物钟与家里的时区保持一致，那么当你在新时区产生睡意时，你可以打个盹儿。因为我们的昼夜节律让我们产生睡意的时间比我们通常起床的时间大约早 2 小时，所以这样能帮助你保持类似于在家里的睡眠时间表。

- 如果时差反应严重妨害了你的身体机能，你可以短暂地使用安眠药或兴奋剂，无论是单独使用还是组合使用，都有助于你适应新的作息安排。使用前须咨询医生，你可以在到达目的地后服用几天，回家后服用几天。

如何应对夏令时？

即使是一个小时的时间变化也需要几天的时间来适应，

这非常像一个小的时差。夏令时就是一个极为典型的例子。在把时钟调慢一小时的晚上，我们不一定会多睡一个小时；在把时钟调快一小时的第二天早上，我们当然也不会按时起床。事实上，在夏令时生效后，我们中的一些人要花上整整5天的时间才能恢复到原来的正常状态。你可以提前一两个星期逐渐调整自己的睡眠习惯，以缓解时间变化造成的影响，比如疲劳和困倦。

为了准备好将时钟拨快一个小时，你可以比往常提前15分钟上床睡觉，提前15分钟起床。几天后，如果你能很容易入睡，并按时醒来，那就重复这个过程。如果你准备将时钟拨慢一个小时，那就反其道而行之。逐步调整作息习惯是延长总睡眠时间的一种比较简单、温和的方法。每次刚起床的时候，要尽可能多地接触自然光，因为阳光有助于重置你的生物钟。

有时候睡不着是有道理的

对于大脑来说，压力和危险是相似的，所以从生物学上讲，面对压力时——无论是家人突然生病，还是你的工作岌岌可危——大脑都会逃避睡觉。即使是在你的孩子第一次在外面玩到深夜时尝试睡觉，也会给你带来压力。如果面对人生中无数沟沟坎坎的时候你还能睡得着觉，那才奇怪呢。暂时失眠是一种正常现象，它可能发生在我们任何人身上。但如果你连续数周睡眠质量不佳，那么你就要去看看医生了。

第 5 章

常见的睡眠障碍

睡眠障碍可能发生在任何年龄段。好消息是，大多数人都可以通过正确的方法改善睡眠。阻塞性睡眠呼吸暂停和失眠是睡眠医学门诊最常见的疾病，我们之前已详细讨论过这两种疾病。然而，有超过 80 种临床公认的睡眠障碍，所以在本章中，我将简要介绍其他常见的睡眠障碍。

发作性睡病

我们一生或清醒，或做梦，或无梦地睡着。在睡眠医学中，我们将大脑的这些状态描述为清醒、快速眼动睡眠和非快速眼动睡眠（更多信息详见第 5 页）。当这三种状态之间的转换机制变得不稳定时，睡眠元素可能就会侵入清醒状态，反之亦然。当一个人患上发作性睡病时，就会出现这种情况。发作性睡病是一种神经系统紊乱，通常开始于童年或青年时期。患者可能会感到难以抗拒的困倦，几乎在任何地方都能睡过去，甚至在吃饭或聊天的时候也能睡着。他们还可能会出现睡眠瘫痪（参见第 99 页）。发作性睡病的一个显著特点是，做梦的元素可以侵入清醒状态，当这种情况发生时，患者可能会产生十分强烈的幻觉，他们甚至会拨打报警电话。

发作性睡病独有的特征是一种叫作猝倒的现象。正常情况下，我们在做梦时，大脑中的一个信号会中断我们大部分肌肉的运动，猝倒时也会发生类似的情况。当患者突然兴奋或大笑时，他们的一些肌肉会短暂地失去张力。它的症状可能很轻，比如面部轻微下垂，但也可能很重，比如直接摔倒在地。虽然他们看起来好像是昏倒了，但实际上他们是有意识的，知道周围发生了什么。

因为发作性睡病的最初表现比较难以察觉，尤其是在儿童当中，因而可能需要数年的时间和大量不必要的检查或治疗才能确诊。这种现象很难描述，更难以令人相信。由此引发的幻觉常被误诊为精神病，嗜睡则被误诊为注意力缺陷障碍。我最年轻的一位发作性睡病患者告诉我，她第一次注意到不对劲是在她 8 岁踢足球的时候。当球向她飞来时，她很兴奋地看到了一个张开的网，但是她没有踢球，而是摔倒了。当时周围的人都笑了，以为她滑倒了，但她告诉母亲她没有滑倒。接下来这个女孩接受了大量的医学检查，包括莱姆病和癫痫的检查。毫无疑问，对她和她的家人来说，这是一种可怕而昂贵的折磨。但假如医生从一开始就认真对待她的话，他们就会意识到她描述的是猝倒症。

发作性睡病经常被误诊为精神或情绪问题，但它是一种真正的神经疾病。幸运的是，这种病一旦确诊，是可以治好的——你只需要每天小睡一会儿。

夜间兔眼症

大约有 10%～20% 的人睁着眼睛或半睁着眼睛睡觉。对于一起睡觉的人来说，这种景象可能令人不安。夜间兔眼症（nocturnal lagophthalmos）是指睡觉时无法合上眼睑，这种病一般无害，但可能导致眼睛干燥、发炎，以及其他更严重的问题，如眼部感染和视力受损。如果你醒来后总是眼睛发红、干涩或发炎，一定要去看医生，医生会给你开一些外用药及其他药物。如果你突然开始睁着眼睛睡觉，这可能是甲状腺疾病、皮肤病或神经系统疾病的症状，应该马上就医。

梦 游

大脑的结构十分复杂，所以大脑的某个部分会处于一种状态，而另一个区域处于另一种状态，这没什么大惊小怪的。真正让我们感到奇怪的是梦游——此时我们边睡边走，在没有完全清醒的情况下做各种各样的事情。梦游者可能会吃一些平时不吃的东西，或者发生与清醒时不同的性行为。还有人说自己会在睡觉时重新摆放家具，或做出其他复杂的行为。一些人甚至可能发动汽车，并试图开车上路！

梦游是一种唤醒障碍，它往往发生在我们睡得最深的非快速眼动睡眠阶段，此时我们大脑最理性的部分（前额叶）不太活跃，但我们仍然可以进行我们已经熟练掌握的行为，比如散步、做饭或开车。你难道不能闭着眼睛把钥匙插进点火器，发动汽车，然后换挡吗？（可是闭着眼睛是开不好车的。）梦游更可能发生在某些紧张的情况下，比如外出旅行或在陌生的地方睡觉时，或者当孩子生病发烧的时候。

梦游受遗传因素的影响很大，梦游者通常有其他唤醒障碍的家族病史，比如睡惊症（参见第 101 页）。梦游在 6~8 岁的儿童中最常见，通常过了青春期就消失了。年幼的梦游者通常没有必要进行治疗，但如果你的孩子是一个习惯性梦游者，你就需要采取预防措施，尽量减少他受伤的可能性，比如在楼梯口撞上门，或者移动尖锐的物品。

成人病例就不那么常见了，大约只占人口的 1%~2%，但治疗起来更困难。一般来说，任何有暴力、非典型或顽抗性梦游症的人都应该去看专门的睡眠医生。有趣的是，催眠对一些梦游者来说是一种有效的治疗方法。

一般人（还有很多情景喜剧）都说叫醒梦游者是危险的。其实，梦游者被叫醒并不危险，但你叫醒他们是危险的（也很困难）！在深度睡眠的情况下，梦游者的精神状态是不理智的，如果你挡了他们的路，他们就可能会伤害你。梦游者对疼痛的感觉也与清醒时不同。针对成年梦游者，应当采取安全预防措施，比如：悬挂窗帘，防止梦游者在打碎窗户时被碎玻璃割伤；安装报警系统，在梦游者离家时通知他人；移走梦游者容易接触到的利器；等等。事实上，只要让病人睡在一个轻便的睡袋里，就足以限制病人的活动，保证他的安全。千万不要把梦游者拴在或锁在房间里，以防他在发生火灾或地震等紧急情况时无法逃生。

睡眠瘫痪

第一次体验到睡眠瘫痪时，我正在医学院图书馆学习，胳膊搭在书本上睡着了。当时我显然是睡眠不足，因为睡过去没多久就开始做梦，梦中非常紧张。当我逐渐坠入噩梦时，我猛然惊醒，却发现自己的头和手臂无法动弹。

事实证明，睡眠不足会让我们做一些奇怪的事情。在正常睡眠或快速眼动睡眠中，我们不能活动脖子以下的大部分肌肉。这并不是说这些肌肉处于单纯的放松状态，而是有一个活跃的信号沿着我们的脊髓向下传播，阻止这些肌肉运动，它甚至让我们的一些反射动作也停止了。有时这些过程并不完全协调，当我们突然从做梦状态过渡到清醒状态时，令肌肉运动停止的信号还没来得及完全解除，我们就恢复了意识。睡眠麻痹的感觉经常出现在胸部，在一些文化中这种感觉被描述为"鬼压床"——鬼魂"坐"在人的胸口上。这种现象比较吓人，但通常转瞬即逝。

临睡肌跃症

在从清醒到睡眠的过程中，会发生许多奇怪的事情。除了睡眠瘫痪，另一种感觉是睡着后突然惊醒。如果你在床上

（此时你向身体发送了你想睡觉的信号），但同时却在抵制睡意，在床上思考问题或看书，那么你给身体发出的信号就是混杂的。这种混杂的信息会导致我们的身体功能失调，进而使你体验到这些奇怪的感觉，这些感觉统称为临睡肌跃症或睡眠惊跳。如果你在床上有这些感觉，停止你正在做的所有事情，安心去睡觉，因为这是你的身体在告诉你它需要什么。

说梦话

说梦话是人类睡眠的一种正常现象，并没有什么危险。你可能在晚上任何时候说梦话，并不一定和梦有关。如果你有说梦话的习惯，要让能听到你说话的人知道那些内容通常都是没有意义的。换句话说，你说的可能是真的也可能不是真的。睡觉的时候，你不会透露一些讳莫如深的秘密。（好吧，也许你会透露一些。我和我妻子刚开始交往时，她告诉我她知道我爱她，因为在一次争吵后，她在睡梦中听到我这么说了。我没有争辩，因为能让她快乐我很高兴。）

然而，如果你在睡眠中突然发出惊叫，且伴随着不安甚至暴力的行为，那就需要进一步的检查了。这可能是无害的睡惊症（见下一小节），但也可能是某种更严重的疾病，比如癫痫或神经退行性疾病。因此，如果你之前在睡眠中从未发出过惊叫声，但随着年龄的增长突然开始出现这种情况，请告诉你的医生。

睡惊症

睡惊症是一种不正常的睡眠表现，其特征是睡着的人突然坐起来，发出令人毛骨悚然的尖叫。他们的眼睛可能睁得大大的，但眼神空洞、目光呆滞。此时这个人会显得烦躁不安，极度沮丧，但几分钟后他又会躺下来，继续平静地睡觉，就像什么都没发生过一样。第二天早上，他不会记得前一晚发生的事情，但是任何目睹这一切的人都不会忘记。

噩梦更容易发生在快速眼动睡眠阶段，而且做梦的人第二天会清晰地记得噩梦的内容。但与噩梦不同的是，睡惊现象往往发生在晚上前 1/3 的时间，它能把人从最深的慢波睡眠中惊醒。在这个深度睡眠阶段，大脑中负责理性思考的部分（前额叶）很难被唤醒，但是大脑的另一部分，即边缘系统，可以被激活。大脑的这一部分与我们的战斗或逃跑反应有关。由于大脑的理性部分处于"离线"状态，无法控制边缘系统，因而边缘系统可以自由地引导身体做出疯狂甚至暴力的行为。

睡惊症在儿童中更常见，但一些成年人也有这种症状。大多数情况下，随着年龄的增长，睡惊现象会逐渐消失。患有睡惊症的儿童也可能会梦游，所以如果家族中有梦游病史，则一定要注意：有睡惊症的孩子可能会突然下床梦游。

夜磨牙症

我们中的许多人在睡觉时会无意识地咬牙或磨牙，这被称为夜磨牙症。它会发出很难听的声音（对同床者来说也很烦人），但更糟糕的是，它可能会导致颞下颌关节疼痛，并对牙齿造成损害。

磨牙症在白天和晚上都可能发生，通常与之前就有的牙齿或下颌问题有关。如果人的上下牙齿排列不整齐，睡觉时它们就无法相互咬合。磨牙声是由牙齿互相摩擦发出的。磨牙通常与压力有关，在儿童中尤为常见，但它也可能是常用的精神药物和一些抗抑郁药物的副作用。喝酒会加剧磨牙症状，因为酒精会阻止我们进入快速眼动睡眠，也就是阻止我们进入梦乡。研究表明，做梦时我们通常不会磨牙。未经治疗的阻塞性睡眠呼吸暂停也可能加重夜磨牙症。

如果你醒来时伴有颌痛或头痛，这可能是夜磨牙症引起的，你需要联系牙医做全面的牙科检查。为了防止牙齿和下颌进一步受损，你可以在睡觉时戴上护齿套。对一些人来说，在下巴周围注射肉毒杆菌也能暂时缓解疼痛。如果有人告诉你你在晚上磨牙，不要掉以轻心。治疗磨牙症不仅可以避免很多痛苦，而且还可以挽救你们的关系！

不宁腿综合征

不宁腿综合征（RLS）是一种运动障碍，首次被提及是在 400 多年前。当时，患有不宁腿综合征的人担心自己受到了诅咒。即使在今天，不宁腿综合征患者也经常说，这感觉就像一个诅咒——这种运动障碍似乎就是要让人发疯。深受其害的人们在休息时总有一种想要运动的冲动。这种感觉在他们活动和工作时会消失，但在他们试图休息时会再度出现，尤其是晚上在床上的时候。

不宁腿综合征是最常见的睡眠障碍之一，可能发生在任何年龄段。症状的严重程度因人而异，差别很大，但在中老年患者中往往更严重。有些病人可能很多年都没有任何症状，许多妇女是在怀孕期间症状出现时才开始意识到这种疾病的。

不宁腿综合征很难诊断。腿看起来很正常，身体上也没有其他异常迹象，也没有实验室检测可以帮助确诊。唯一的一个线索是，你的家族有这种疾病的病史。患者的直系亲属中患病率是一般人群的 3 ~ 5 倍。很少有患者的其他家庭成员不受其折磨，这些人甚至可能不知道他们患有不宁腿综合征，或者认为这是正常的，因为他们的许多亲戚都患有这种疾病。

不宁腿综合征可以通过治疗得到改善，比如改变行为或生活方式，夜间限制咖啡因的摄入，睡前冷敷双腿，洗个热水澡，做一些伸展运动，或者晚上散步。（我有时会想，我那些深夜遛狗的邻居中，有多少人患有不宁腿综合征。）简单地移动双腿可能会暂时缓解不适感。需要注意的是，晚上适度地运动也可以改善症状，但剧烈运动会让情况更糟。药物（如多巴胺受体激动剂）和补铁剂也可以非常有效地治疗不宁腿综合征。

睡眠时相延迟综合征

睡眠时相延迟综合征（DSPS）是青少年中最常见的睡眠障碍之一，可能仅次于该年龄组典型的睡眠不足问题。其特点是入睡困难但保持睡眠不难。这是一种昼夜节律紊乱，也就是说问题在于睡眠时间。患有此病的年轻人如果能自行安排作息时间，就能睡得很好，当他们不得不按照强加给他们的时间表睡觉时，他们就会遇到麻烦。患有睡眠时相延迟综合征的人通常认为自己是"夜猫子"，但大多数周末睡得比平时晚的人都可以在工作日毫无困难地恢复到正常作息，而患有睡眠时相延迟综合征的人则很难做出这种调整。

睡眠时相延迟综合征在青春期和成年初期开始出现，因为那时我们有了更多的个人自由，没有强制的就寝时间，周末也能睡个懒觉。如果一个人的生活方式或职业允许他们晚上不睡觉，或者有非常灵活的作息时间，那睡眠时相延迟综合征可以持续到成年阶段。对许多人来说，拥有比较稳定的工作或养育自己的孩子会迫使他们将自己的睡眠时间调整得更符合常规的作息时间，可一旦他们有了大把的休息时间，他们就可能恢复到睡眠时相延迟综合征的睡眠模式。

"睡眠时相延迟综合征"这一术语在 1981 年被首次提出，用来描述被认为患有非典型抑郁症的年轻人。他们看起来很抑郁，但对抗抑郁药没有反应，其睡眠模式也与典型抑郁症患者不同。抑郁症患者通常醒得很早，无法再次入睡，而睡眠时相延迟综合征患者一旦睡着就睡得很好。但因为他们睡得比预期的要晚，所以早上起不来。患有睡眠时相延迟综合征的年轻人只要调整了作息时间，适应了他们的学习或工作时间安排，他们的症状就能得到显著改善。

上午多接触强光照射（光疗法），周末在固定时间起床，避免让工作日和休息日的作息时间有太大差异——如此持续数周，患有睡眠时相延迟综合征的人就可以恢复到更传统的睡眠时间。所有出现抑郁症状的年轻人，尤其是出现非典型性睡眠的人，一定要去看医生，咨询一下自己是否可能患有某种睡眠障碍。

第6章

如何好好睡觉

我们都知道保持饮食健康和身体健康的重要性，但是充足的睡眠同前面这两者一样，对我们一生的健康都至关重要。这一章着眼于一生中各个阶段的睡眠，从新生儿开始，到青少年时期，再到老年阶段，探讨我们如何在每个年龄段都能睡得更好。

正如你将在下文中看到的，睡眠不良没有年龄、社会或文化界限。当下永远是养成良好的睡眠习惯的最佳时期。我有幸曾帮助过处于不同人生阶段的人们学会了如何睡得更好，如何醒来时精神焕发。

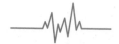

孩子的睡眠问题

如何让婴儿睡个整觉？

没有什么比哄孩子睡觉更让准父母担心的了。那些已经有了孩子的人几乎都会兴高采烈地向新手父母提起孩子睡眠不足的可怕之处，而且陌生人问新生儿父母的第一件事往往就是："你家宝宝睡得怎么样？"

当然，许多父母听到这样的问题都会将其理解成"你是一个称职的父母吗？"。一些人会得意地说他们的孩子已经能一觉睡到天亮了，而另一些人则会抱怨说他们家的宝宝"经常闹觉"。事实上，就像成年人一样，没有哪个婴儿能一觉睡到天亮，有些婴儿只是比其他婴儿更经常吵醒他们的父母。如果一个婴儿每晚能睡 7 个小时，但他的父母（在有孩子之前）习惯于每晚睡 8 个小时，这样的话父母就会怨声载道，抱怨他们的孩子睡眠不好。同样是能睡 7 个小时的婴儿，如果他的父母习惯于每晚睡 6 个小时，这样的话父母就会吹嘘他们的孩子整晚都睡得很好，会毫无顾忌地向其他父母提供建议，成为周围的新手父母中的"王者"。但在这两种情况下，婴儿的睡眠时间是相同的。

从你知道自己即将为人父母的那一刻起，你就开始为孩子操心了，而且这种操心似乎永远不会消失。我在办公室见到刚当上父母的人时，有时会问他们，他们到了多大的时候，他们的父母才不再为他们操心。可以想象，答案是他们的父母几乎从来没有停止为他们操心。学会面对这些不确定性和忧虑对所有父母来说都是一个挑战。我最强烈的建议是，不要用"睡得好"或"睡得不好"来描述你的孩子。无论你的孩子睡眠模式是怎样的，睡觉都是一种后天习得的行为，你们可以一起探索出一个最适合你和孩子的睡眠方法和时间表。

婴儿的睡眠：
睡眠医生的第一个孩子

凭借着在儿童神经病学方面的专业医学训练和在睡眠医学方面的丰富研究经验，我在斯坦福大学的职业生涯中，很早就成为儿童睡眠方面的专家，后来我有了自己的女儿。养育婴儿最重要的事情就是让新生儿能在夜晚安然入睡。虽然我被认为是这方面的专家，但我还有很多东西要学。

在儿童睡眠方面，最著名的医生一直是理查德·法伯博士。他提出了著名的法伯睡眠法，要求父母当婴儿在夜间间歇性醒来时（所有婴儿都这样），尽管让他们大声哭出来，不要干预。这种方法基于这样一种理念：睡眠过程中会产生学习行为，婴儿会学着将某些活动与睡眠联系起来。例如，如果一个孩子在父母的怀里被摇晃着入睡，那么这个孩子在晚上醒来时，父母就需要再次摇晃他，因为这是他最初学会的入睡方式。所以法伯博士认为，如果父母想让孩子在没有他们帮助的情况下学会重新入睡，他们就应该在孩子真正睡着之前把他放在婴儿床上，而不是孩子一哭就把他抱起来。这样一来，从理论上讲，婴儿就学会了自己入睡。

这一切听起来很有道理，直到我女儿出生。作为一名睡眠医生，我一直想验证一下法伯博士的方法是否有效，于是我故意没有听从他的建议。我摇晃着女儿睡觉，然后把她放在婴儿床上，她睡得很好。我让她在婴儿床上睡着，然后抱起她，把她抱到我们的床上，她仍然睡得很好。我让她在我们的床上睡着，然后把她转移到她的婴儿床上，她依然睡得很好。她睡着之后，我把她戳醒，她会看我一会儿，然后又继续睡觉。尽管我干扰了她的睡眠，但她睡得很好，在8周大的时候就能一觉睡到天亮，夜里不需要照料或干预。

大约一年后，我应邀参加一个研讨会，法伯博士本人也会参加。在研讨会开始之前，我非常拘谨地做了自我介绍，然后我几乎是带着歉意地告诉他，我在女儿的睡眠问题上违反了他的规定，但她仍然睡得很好。法伯博士平静地笑着说："这种情况时有发生。"我没想到他会这么说，直到很久以后，随着我儿子的出生，我才意识到他的话是多么有见地。

婴儿的睡眠：
睡眠医生的第二个孩子

儿子出生后，我作为一名睡眠专家变得狂妄自大起来，心想不需要实验了，我已经知道自己该做什么了。我的妻子也一直在研究睡眠，她也将成为一名睡眠医生。但我们刚出生的儿子很快把我们拉回到现实中。

在儿子出生后的最初几个星期里，他经常在夜里哭得歇斯底里，哭得我们夫妻二人都睡不好觉。该怎么办呢？我不想让我在睡眠门诊的同事知道我们正在经历的事情——毕竟我自己就是睡眠专家。之前我曾经告诉法伯博士我无视了他的规定，但一切都没有问题，所以我当然也不能给他打电话。

一天晚上，我和妻子刚刚睡着，儿子的哭声就打破了寂静。我决心彻底解决这个问题，于是走进他的房间，抱起了他，他不停地哭。当时我十分瞌睡，迷迷糊糊中开始考虑发明个什么东西来帮助我的儿子睡得更好，比如某个像子宫一样的东西，也许是一个大袋子，可以让他头朝下浸入温水中，同时可以得到氧气供给。（在昏头昏脑的状态下，我觉得这种方法行得通。）然后我想起我有一张新唱片，是鲍勃·迪伦的《被遗忘的时光》。既然我跟孩子都睡不着了，不妨一起听一听。结果，一放上唱片，儿子马上就不哭了。在睡意蒙眬中，我想我必须联系一下鲍勃·迪伦，请他制作一张儿童专辑，他嗓音的频率中一定有什么能让孩子们平静下来的东西。我甚至想知道鲍勃·迪伦是否会参与研究，看看他的声音为什么有助于婴儿的睡眠。

然后我突然意识到，这张唱片让我平静了下来，音乐使我有节奏地摇摆着，这也使我的宝贝儿子平静下来。那晚之后，我儿子的睡眠质量开始改善，等到他 6 周大的时候，他能一觉睡到天亮，甚至比他姐姐的入睡速度还快。

任何有经验的父母都会告诉你每个孩子都是不同的。但是每个孩子的父母也是不同的。法伯博士对当年那个刚当上父亲的我说的那句"这种情况时有发生"确实很有见地。

和孩子同睡还是分床睡？

美国儿科学会（AAP）强烈建议，1 岁以内的婴儿不应该和父母睡在同一张床上，因为这会增加婴儿意外猝死的风险——这是婴儿死亡的主要原因之一。美国儿科学会建议婴儿应当仰卧，睡在单独的比较稳固的地方。寝具——包括毯子、枕头或毛绒玩具等——应该放在他们睡觉区域以外的地方。美国儿科学会还建议，婴儿和父母应该睡在同一个房间，这样便于照料，确保婴儿安全。

然而，同睡和分床睡并不像人们所认为的那样是非黑即白的。与我们年幼的孩子依偎在一起是育儿的一个最独特的方面，也是一种值得珍视的经历，当他们长大后，我们常常怀念这种经历。父母和孩子一起睡觉的家庭照片会给人一种不可抗拒的亲密感和甜蜜感。允许学步期的幼儿或更大一点的孩子在半夜与你一起睡觉（尤其是当他们做了噩梦之后，或者当他们感觉不舒服的时候），或者当祖父母来家里做客或住酒店时，让孩子与你同睡一张床，是一个非常不错的、能给孩子带来安全感的做法。

带孩子旅行时如何安抚他们?

想象一下，当你坐在经济舱等待其他乘客登机时，一位年轻的母亲出现在登机队伍中，独自一人带着一个婴儿，推着婴儿车和随身行李。她已经因为没有做好登机前的准备而感到压力很大，也知道在整个飞行过程中她都必须抱着孩子。她希望邻座的乘客是一个喜欢孩子的人，不会让她的孩子感到害怕。当乘客们看着那位母亲在过道上慢慢地移动时，每个坐在空座位旁边的人都避免与那位母亲有眼神接触。他们心中在想：如果我把目光移开，我旁边的座位就会空着。就这样，机舱内的紧张气氛逐渐加剧。突然，婴儿哭了起来，哭声在机舱内回荡，飞机上所有的目光都集中在那位母亲身上。

没人想当那种家长——那种在飞机上应付哭闹的孩子的家长，但这种情况时有发生。在孩子们很小的时候，我和妻子经常带着他们旅行，因为我们经常参加同一个医疗学术会议，所以我从亲身经历中知道，总会出现你控制不了的局面，你只能尽量预防这种情况的发生，或者减轻其造成的后果。我发现，在下面几点建议的帮助下，你带着幼童的旅行会变得更顺心如意。

- 充分利用任何登机前的机会。这样你可以有额外的时间卸下随身携带的行李，把它放到头顶的行李架里，并让你的孩子安顿下来。

- 根据你的目的地和旅程时长，提前计划好睡觉的时间。我们都知道，如果孩子们超过了通常的就寝时间或午睡时间还不睡觉，他们就会变得焦躁不安。如果你的孩子年龄足够大，能够听懂你的话，那就事先让他们知道他们可以在飞机上睡觉。让孩子穿着睡衣登机，不要忘记任何他们睡觉时喜欢用的过渡性客体（比如毛绒玩具、布偶等）。小号的耳罩或降噪耳机也可以帮助他们入睡。不建议年幼的孩子使用耳塞，因为它们有让孩子窒息的风险。

- 一定要事先和儿科医生讨论用药的可能性。一般来说，除非医生推荐，否则你肯定不想服用处方安眠药。如果你决定给你的孩子服用安眠药，无论是处方药还是非处方药，一定要在旅行前几天进行测试，时间要与旅行当天的乘机时间一致。如果服药时间没有统一，原本有利于儿童睡眠的药物反而会引起异常反应，尤其是服用非处方抗组胺药时。服用处方安眠药也会出现这种情况。

- 让你的孩子做好耳鸣的准备。告诉年龄稍大的孩子，当飞机起飞或降落时，他们的耳朵可能会感觉不适，但咀嚼美味的东西（或喝一些东西）会让他们感觉好一些，并且这些不适很快就会消失。飞机起飞或降落时，可以考虑给婴儿喂奶或给他一个奶瓶——任何能让婴儿活动下巴的东西都能帮助他们平衡耳朵里的压力。

- 如果你希望你的孩子在飞机上保持清醒（这样他们就可以在目的地按时睡觉），那就给他们安排好娱乐活动。可以让他们看电影、画画，带上他们喜爱的零食和书籍。如果几个孩子一起旅行，让他们并排坐在一起，这样他们就可以互动。你可能会惊讶地发现，当他们别无选择时，他们在一起会玩得特别开心。

- 最重要的是，不要生气。考虑到坐飞机带来的新奇和刺激，孩子们可能根本就不会睡觉。如果你表现得从容不迫，你的孩子们也会受到感染，表现得安静淡定。

带孩子旅行：
一个在飞机上哭泣的婴儿

我的一个邻居有一次坐飞机去俄克拉荷马州看望她的父母，为的是让他们看看他们刚出生的外孙女。她自己一个人带着年幼的女儿，在整个登机过程中，孩子一直在哭，起飞时还在哭。飞机平稳飞行之后，飞行员从驾驶舱走出来问道："孩子在哪儿？"她走到那位母亲身边，要求抱抱她的女儿。婴儿被她抱到怀里之后，立刻平静下来，停止了哭泣。飞机上的其他乘客开始鼓掌，我的邻居松了口气，同时也感到很尴尬。当然，飞行员还是要回到驾驶舱的。当她把孩子交还给这位母亲时，婴儿又哭了起来。我的邻居告诉我那是她一生中最漫长的一次飞行。

那位飞行员当然没有什么魔力，她只是比较放松，而且已经习惯了与脾气暴躁的乘客（包括所有年龄段的人）一起飞行。那个婴儿感觉到了母亲身上的压力，因而一直哭个不停。

我们所有人在平静的状态下都会睡得最好。如果你的宝宝在其他方面很健康，却不停地哭泣，那么无论面对多少人，无论情况多么紧张，你能做的最好的事情就是深呼吸。

注意，这个建议也适用于年龄稍大的孩子。无论你多么生气，冲着孩子大喊大叫都很难让他们睡个好觉。

我的孩子每晚应该睡几个小时？

每当与一群家长交谈时，总会有人问他们的孩子应该睡多少个小时。因为孩子睡觉的时间基本就是父母仅有的自由时间，所以我猜他们真正想问的是，他们能从养育孩子的忙碌生活中得到多少喘息的时间。以下是一些常规建议：

- 婴儿的睡眠时间范围很广，如果算上午睡的话，每天的总睡眠时间为 11 ~ 18 小时。
- 3 岁时，幼儿开始停止午睡，他们的总睡眠时间为 10 ~ 16 小时。
- 一般来说，对于大多数学龄儿童，9 ~ 10 小时是健康的睡眠时间。
- 随着孩子年龄的增长，他们需要的睡眠时间逐渐减少，但随着青春期的到来，青少年需要的睡眠时间可能比年幼时更多，为 8.5 ~ 9.5 小时。但大多数青少年的睡眠时间比建议的睡眠时间要少。

不过，针对上面这些情况，有一点需要注意：正如前文所讨论的，有些人需要的睡眠天生就比其他人少。如果某个孩子遗传了父母两人之中那个需要较少睡眠的人的特点，却大部分时间都与另外那个需要较多睡眠的父 / 母在一起，那么后者可能会抱怨这个孩子睡得太少，这个孩子长大后可能会被告知他从小睡眠不好。或者，他可能会被要求早早地上床睡觉，并因此感到不开心，因为他根本不困，却被迫上床。这可能会导致一辈子的睡眠问题，孩子的自尊心也可能会受到影响，因为他们不能像父母希望的那样按时睡觉，无法让父母高兴。因此，如果你的孩子没有达到建议的睡眠时间，但一整天都表现得生龙活虎、神采奕奕，根本不需要午睡，那么问题可能在你身上，而不在孩子身上！

学步儿的睡眠问题

　　大多数蹒跚学步的孩子的睡眠都很好。他们醒来后一个个大都精神抖擞、快乐无比，一整天都精力充沛。然而，学步时期的幼童也可能出现睡眠障碍。一些疾病，如梦游和睡惊症，通常会随着孩子年龄的增长得到改善，然而，阻塞性睡眠呼吸暂停等病症可能会随着时间的推移而逐渐恶化。

睡觉时打鼾、不安，或者用嘴呼吸都可能预示着潜在的问题，特别是在父母中的任何一人患有睡眠障碍的情况下。此时，你就不应该一味等待，不要指望随着孩子年龄增长这些问题会自然消失。学龄前儿童打鼾是一个明显的征兆，预示着他们进入小学后会被贴上注意力缺陷障碍的标签。学步幼童的"生长痛"通常是不宁腿综合征的症状，但这也会被误诊为注意力缺陷障碍。对夜晚的恐惧和拒绝睡觉可能会转化为慢性失眠。不过大家不要担心，因为只要加以注意，所有这些病症都可以得到改善。因此，首先你要和儿科医生谈谈，然后，如果必要的话，去看一下睡眠科，这样就可以及早发现孩子的睡眠障碍。

学步儿的睡眠：
睡觉让我感到很累

一个3岁的小病人看着我的眼睛说："医生，睡觉让我感到很累。"他的妈妈在旁边一脸茫然。她告诉我，她的儿子比他的朋友睡得多，其中一些朋友已经不再午睡了，但他总是感觉很累。在给这个男孩做检查的时候，我一眼就发现他的扁桃体很大。毫无疑问，扁桃体在他睡觉的时候阻碍了他的呼吸。他睡得越多，呼吸得就越少，所以睡觉真的让他感觉很累。切除了扁桃体之后，他很快就好了。

如果你的孩子不管睡了多长时间都感觉很累，问题就在于他们的睡眠质量。此时你应当联系孩子的医生，进行夜间睡眠评估，确认孩子的睡眠质量，寻求解决方案。

拥有安全感的孩子睡得更好

睡眠是一个悖论，在这个悖论中，身体既需要我们放松，又需要我们做一些可能会让自己处于危险境地的事情，所以对任何人来说，睡眠和恐惧都会自然而然地交织在一起，对儿童来说尤其如此。一定要告诉孩子们他们晚上在黑暗中是安全的，这样做至关重要，可以帮助他们睡得更好，摆脱内心的恐惧。每当有父母问我关于睡眠恐惧的问题时，我给他们的一条建议是不要试图向孩子证明他们的恐惧是非理性的。如果你的孩子害怕怪物，那就跟他谈谈怪物吧。在莫里斯·桑达克写的畅销儿童读物《野兽国》一书中，主人公迈克斯受到惩罚，被关进了自己的房间。他开始了自己想象出来的梦境冒险：他来到了一个到处都是怪物的岛上，但是怪物们非常害怕他，后来他们慢慢学会了一起玩耍。我很喜欢这本书，因为它告诉我们恐惧的想法是可以改变的，我们可以学会控制自己的感觉。

另一方面，如果你的孩子告诉你壁橱里有一个怪物，不要去那里面寻找怪物，因为这样做只会强调那里可能真有怪物。更糟糕的是，这样做会让孩子觉得怪物战胜了自己的父母，躲开了父母的追捕！这个道理也适用于夜里要不要开灯这个问题。如果晚上真的需要灯光，那是一回事，但是如果孩子因为害怕黑暗而需要灯光，那就完全是另一回事了。如果是后一种情况，要让他明白在黑暗的房间里是安全的。你可以告诉他，在过去（可以说成他们恰巧喜欢的那个时代），孩子们晚上是没有灯的；你也可以对孩子实话实说，告诉他你过去也害怕黑暗，但现在更喜欢在黑暗中睡觉，你可以告诉他，开着灯睡觉浪费电，对环境有害；你还可以告诉他，一旦我们的眼睛适应了黑暗，即使没有灯光我们也能看见东西。尽量不要妥协，比如开着走廊里的灯，重点是让你的孩子知道他是安全的，并相信他慈爱的父母会日日夜夜保护他。

我不是说你应该无视孩子的恐惧，一味让他坚强。相反，我们需要倾听孩子心里的想法，帮助他们明白他可以学会在黑暗中睡觉，就像他的父母和哥哥姐姐那样。请注意，如果孩子在晚上表现得特别焦虑，抗拒改变，那他可能需要专业帮助。儿童恐惧焦虑障碍是真实存在的疾病，应该由儿童心理学家和精神病医生治疗。

还有一点非常重要：永远不要用孩子的卧室作为奖励或惩罚的手段。如果孩子表现得不好就早早地把他打发上床，表现得好就允许他熬夜晚睡，这样会传递错误的信息。孩子的睡眠环境必须让他们感到安全与宁静。

恐惧与睡眠：
对黑暗的恐惧

我儿子 4 岁左右的时候，从幼儿园回家后说他害怕黑暗。这让我很惊讶，因为我以前曾多次故意在黑暗的地方、壁橱里、床底下拿着手电筒和他玩，而他从来没有提到过害怕。所以我们马上一起去了他的房间。我拉上窗帘，关上门，和他一起坐在摇椅上，盖着一条柔软的毯子。我们坐在一起，他坐在我的腿上，我问他黑不黑，他说："太黑了，我都看不见我的手了。"我问他是否害怕，他说不害怕。我问他为什么不害怕，他乖巧地说："因为你和我在一起。"然后我问他是真的怕黑，还是怕一个人待着。他回答道："害怕一个人待着。"我安慰他，告诉他："即使你看不见我们，你也永远不是孤零零的一个人。"我从孩子身上学到了很多。

3万年前，没有人会把自己的孩子单独留在洞穴或棚屋里。与父母分开睡觉是一种经过学习得来的技能，就像穿鞋或使用勺子一样。大多数孩子除了睡觉的时候，从不独自待在黑暗中，因此，孩子们学会了将黑暗与孤独联系在一起。作为父母，我们需要告诉孩子他们是安全的，父母是爱他们的，即使他们在睡觉的时候看不到我们。要让大一点的孩子明白，他们可以一直相信你能保护他们的安全。例如，你可以告诉他们，当你带他们去购物时，他们会和你一起进商店，因为这样比把他们单独留在外面安全。然后向他们解释说，你让他们单独睡在一个房间里，是因为你知道这样做是安全的，事实上，他们的卧室是家里最安全的地方，因为房子的大门不能通往卧室。如果顺利的话，这些提醒能帮助孩子们消除对黑暗的恐惧。

恐惧与睡眠：
检查安保系统

　　曾有一个经济条件较好的家庭来到我们的睡眠门诊，因为他们8岁的儿子晚上不敢睡觉。"我不知道哪里出了问题。"孩子的父亲说，"每天晚上我们都要在房子里转一圈，让他看到力场系统是开着的。"（"力场"指的是家里安装的安保系统。）我问他："为什么要让8岁的孩子负责家里的安全？"

　　安全与感觉安全是有区别的。我问那个男孩是否怀疑父母对他的爱。他说："当然不。"我又问他，他的父母是否会让他做那些不安全的事情。他再次笑着说他们不会。在他的父母开支票的时候，我问他是否会问他们在银行里有没有足够的钱。他回答得很干脆："不会！"似乎在他眼里这又是一个荒谬的问题。答案显而易见，最后我告诉他们，这个男孩的回答表明他完全信任他的父母，他可以指望他们在晚上保护他的安全。为了进一步增强他的安全感，我让他的父母继续提醒他：他的卧室是安全的，他不需要做任何事情来确保这一点。结果，他的睡眠得到了改善，并且再也不检查家里的安保系统了。

孩子尿床怎么办?

　　儿童晚上需要小便或尿床的原因有很多。在确定尿床的原因时,如果你的孩子已经 5 岁或 5 岁以上,你应该先和儿科医生谈谈,排除任何可能的生理因素。

　　如果你的孩子在醒着的时候能够控制排尿,但睡觉时却一直尿床,这可能是发育问题,也可能是遗传问题。如果孩子曾经至少连续三个月没有尿床,但现在失去控制,经常尿床,那就必须检查身体。人们经常会忽视尿床的一个罪魁祸首——阻塞性睡眠呼吸暂停,反而错误地将其归咎于压力。当然,关于尿床,医生可能还需要考虑是否有其他一些罕见的原因。

　　如果某个孩子正在经历不寻常的压力,心理因素可能是导致其尿床的原因,但大多数情况下并不是这样的。我发现有一种做法很有帮助:告诉尿床的孩子他并不是学校里唯一一个有这个问题的人,甚至大一些的孩子(包括青少年)也会尿床。

尿床：

睡眠呼吸暂停与尿床的关系

许多年前，我接到了一个重症监护室的护士打来的电话，电话里说一个十几岁的女孩在癫痫发作后被送进了重症监护室，癫痫是由医生给她开的一种用来治疗慢性尿床的鼻腔喷雾剂引起的。护士打电话让我过去不是因为尿床的问题，而是因为那个女孩的鼾声太响了。从她的症状和后续的睡眠评估来看，很明显她患有睡眠呼吸暂停。她开始接受睡眠呼吸暂停的治疗，结果几天后就完全不尿床了！

阻塞性睡眠呼吸暂停在儿童身上第一次发作是在 3 ~ 6 岁之间，这个孩子从 4 岁起就一直打鼾并尿床，因此她整个童年很可能都饱受睡眠呼吸暂停的折磨。我们在睡觉时，产生的尿量会减少，这意味着与醒着的时候相比，我们在晚上可以更长时间不需要排尿。但是，阻塞性睡眠呼吸暂停会引起一系列连锁反应，最终导致肾脏在夜间产生更多的尿液。如果清空膀胱的信号足够强，你就会醒来去小便；如果睡觉时没感受到信号，你就会尿床。

不久那个女孩便康复出院了。大约十年后，我收到了她寄来的一张卡片，向我表示感谢。她说，睡眠呼吸暂停的治疗彻底改变了她的生活。她从小就尿床，不能参加"睡衣派对"，也不能和朋友一起过夜，因此她从小就一直责怪自己。但当她的睡眠呼吸暂停症得到诊断和治疗后，她意识到尿床不是她的错。但我觉得她对我的帮助比我对她的还要多。她是我遇到的最早的由呼吸睡眠暂停引起尿床的病例之一，这说明人们非常可能忽视尿床的这一原因，这种情况即使到今天也依然存在。

不宁腿综合征和"生长痛"

生长不应该让人感到疼痛。从来没有证据表明所谓的"生长痛"，即通常发生在晚上的双腿不适，与身体快速生长有任何关系。相反，儿童的"生长痛"可能是一种常见的神经系统疾病，即不宁腿综合征的表现。不宁腿综合征具有很强的遗传性，如果某个孩子和他的父母都抱怨他们的腿在晚上不舒服，那么他们可能都患有不宁腿综合征。腿部不适通常很难描述，这就是为什么有时它在儿童中被称为"生长痛"。

不宁腿综合征会对孩子的睡眠造成很大的干扰，导致其白天注意力不集中，这反过来会导致他们被误诊为注意力缺陷障碍。如果你的孩子抱怨腿部不适，尤其是在晚上，而你的家族中有不宁腿综合征病史，那就需要向医生咨询一下睡眠问题。

帮助青少年重视睡眠问题

如果你家里有一个十几岁的孩子，那你很可能是在和一个睡眠严重不足的人打交道。科学数据显示，美国和许多其他国家的大多数青少年长期睡眠不足。一般青少年每晚需要睡 8.5 ~ 9.5 小时才能保持精力充沛，但事实上他们的睡眠时间往往比这少很多。美国疾病控制与预防中心的数据显示，青少年在上学期间晚上通常只睡 7 个小时或更少。这就是为什么他们在周末会睡懒觉，因为他们的身体拼命地想要弥补失去的睡眠。（比他们小的孩子通常在上学期间能够得到他们需要的睡眠，因此周末不需要睡懒觉。）

我们做的某些事情对青少年很不公平。尽管他们还在长身体，但我们还是强迫他们接受一个不允许他们得到充足睡眠的作息安排。如果你家里有一两个正在长身体的十几岁的孩子，你会看到他们吃得比你多，因此他们需要比你更多的睡眠也就不足为奇了。想象一下，如果我们像控制他们的睡眠时间一样控制他们的饮食，那会怎么样？我们会在周一到周五让他们吃得半饥不饱，然后告诉他们周末尽量多吃，因为到了周一我们又会让他们挨饿。

整体来说，青少年喜欢晚睡晚起，生理因素起了很大的作用——青春期的开始会导致生理上的转变，使人倾向于晚睡。研究表明，其他哺乳动物在发育成熟期也会出现这种情况，所以仅仅把这种现象归咎于孩子手里的手机或其他电子设备是不公平的。年轻人经常告诉我，他们就是不能上午上课，因为他们是"夜猫子"。然而，行为因素，包括作业负担，确实在青少年的"夜猫子"行为中起着作用。来自同辈的压力也有很大的影响——青少年通常不会向朋友吹嘘自己每晚多早上床睡觉。父母睡了之后自己依然保持清醒也满足了青少年对隐私和自主的渴望。

熬夜、疲惫不堪的青少年会扰乱整个家庭。更糟糕的是，众所周知，睡眠不足会对青少年的心理健康、安全驾驶能力、学习成绩，以及运动成绩产生严重的负面影响，它已被证明是导致车祸和自杀的独立危险因素，是这个年龄段最常见的死亡原因之一。这就是美国儿科学会和其他几个健康组织呼吁青少年上学时间不要早于上午 8:30 的原因。

一定要告诉你家十几岁的孩子，睡眠很重要，这样他们才能主动早睡早起，养成健康的生活方式。如果他们明白睡眠对他们的健康有多重要，他们就不太可能把睡眠视为一种负担。

青少年的睡眠：
年轻人打瞌睡是红色警报

年轻人的头号死因是车祸。几十年来，参加迪蒙特博士"睡眠与梦"课程的斯坦福大学学生通过一个历史悠久的传统认识到了这种危险：如果有学生在课堂上睡着了，他们就会被水枪滋醒，并在醒来后被要求喊出课程口号——"瞌睡是红色警报！"之后，他们会得到热烈的掌声和加分。这种做法传递的道理很简单：睡眠不足很危险，可能会让你无意中睡过去。

不论年龄大小，疲劳驾驶都像玩俄罗斯轮盘一样危险。在你努力抵制睡意时，你可能会经历突然的、短暂的微睡眠，你会睡着几秒钟，而这短短的几秒钟足以在路上引发交通事故，制造混乱。所以，如果你在开车的时候觉得昏昏欲睡，那就靠边停车，让别人来开。如果只有你一个人，那就靠边停车，不要再开了。如果你发现自己已经到达了目的地，却不记得路过的出口或其他地标，那就说明你在开车的时候睡着了——你能活着真是万幸。

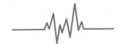

特殊时期的睡眠问题

怀孕对睡眠的影响

一个人的睡眠在怀孕期间会发生明显的变化。在怀孕早期，人们可能会发现自己睡得比平时多，研究人员认为这是由黄体酮激素水平上升造成的。有些人甚至在意识到自己怀孕之前就会感到比平时更困或更累。其他身体变化，比如晨吐，也会在这段时间内让她们感到疲惫。怀孕的人在妊娠中期通常睡得不错，但在妊娠后期经常会出现睡眠受到干扰的情况。由于孕妇的身体会发生变化，因而她们可能很难以以前喜欢的姿势睡觉。平躺或俯卧都是很困难的，她们可能不得不学着侧卧。为孕期设计的枕头也是为了转移背部和臀部的压力。胃灼热在怀孕期间也很常见，特别是如果孕妇曾经有过胃灼热症状。睡前两小时不吃东西可以帮助缓解这种症状，因为这样一来，她们睡觉时是空腹状态，不太可能出现胃灼热情况。她们也可以尝试在睡觉时挺直腰背。

怀孕期间可能会出现两种特殊的睡眠障碍。第一种是不宁腿综合征。正如前文所讨论的，这种综合征的特征是人会产生一种不舒服的运动冲动，特别是双腿。不宁腿综合征与铁的代谢有关。在怀孕期间，人体内储备的铁会被耗尽，特别是在妊娠中期和晚期，这会让人感到特别难受。这种感觉在晚上和静坐时更严重，不过可能随着运动而改善。（这也与家族遗传有关。如果一个健康的孩子因为"生长痛"而睡眠不好，我会询问他的父母在怀孕期间是否有任何不寻常的腿部感觉，以此来帮助确诊。）

阻塞性睡眠呼吸暂停也可能在怀孕期间发生，这会进一步加剧疲劳感，并可能导致血压升高，比较危险。如果孕妇打鼾的现象增多，那就应该去看医生，看看是不是阻塞性睡眠呼吸暂停导致的。幸运的是，CPAP 机等现代治疗方法可以控制阻塞性睡眠呼吸暂停，降低血压峰值。

除了怀孕期间不利于睡眠的生理因素之外，怀孕过程中固有的不确定因素，尤其是对第一次当准妈妈的人来说，也可能会导致她们夜里睡不安稳。如果孕妇在怀孕前有过失眠的经历，她们可能会心生恐惧，担心怀孕和随之而来的养育子女的责任会恶化她们的睡眠，也可能会担心如果她们得不到充足的休息，她们就不能成为"好妈妈"，从而给自己的睡眠带来更多的压力，导致她们陷入典型的失眠焦虑陷阱（参见第 44 页），并可能加重产后抑郁症。如果你在怀孕期间发现焦虑影响到了睡眠，或者你无法睡得安稳，你可以咨询一下睡眠医生，这可能会有帮助。

年龄增长对睡眠的影响

儿童的深度睡眠阶段（即慢波睡眠）非常长，因此要把处于慢波睡眠中的孩子完全唤醒可能需要几分钟的时间。到了 60 岁，睡眠中的慢波活动几乎完全消失，尤其是对男性来说，所以老年人在夜间醒来的频率更高，有些人可能会更频繁地起床小便。（对于男性来说，这是因为前列腺肥大；对于女性来说，这是因为膀胱脱垂。）由于药物副作用和阻塞性睡眠呼吸暂停，许多老年人晚上会上厕所，这两种情况都是可以治疗的。此外，老年人睡眠障碍的发生率可能会增加。

随着时间的推移，你需要的睡眠时间应该基本保持稳定，但人的睡眠时间通常会随着年龄的增长而减少。如果你发现随着年龄的增长，你需要更多的睡眠，这可能是严重健康问题的症状，需要进一步检查。你一定要咨询一下医生，不要忽视这个问题。

更年期对睡眠的影响

睡眠不佳是更年期的一个众所周知的特征。黄体酮能促进睡眠，特别是与雌激素结合时。这些激素水平在更年期会下降，因此毫无疑问，女性在更年期更容易出现难以入睡的情况。更年期还会导致阻塞性睡眠呼吸暂停。如果绝经后，女性发现自己更容易打鼾，感觉更累，或患有不明原因的高血压，那就应当考虑阻塞性睡眠呼吸暂停的可能性。

激素替代疗法（HRT）已被证明可以改善更年期妇女的睡眠，但治疗前必须咨询值得信赖的专业人士，因为它可能会引起严重的并发症。

即使在其他更年期症状消退后，睡眠问题也可能持续存在，并发展成为严重的问题。女性会发现很多在短期内能帮她们睡得更好的事情，却让问题在未来变得更糟，比如通过饮酒帮助入睡。幸运的是，情况不一定如此，各个年龄段都有许多女性睡眠很好。在更年期早期咨询睡眠专家可以帮助预防之后数年的睡眠不良。

退休对睡眠的影响

人们在退休时，经常会想终于可以睡个懒觉了，想几点醒就几点醒。但如果他们新的作息时间没有规律，往往会埋下睡眠问题的种子。

一位退休人员来找我，抱怨说自己难以入睡。她丈夫去世之后，她搬去和妹妹、妹夫，以及他们已经成年的子女住在一起。她妹妹和妹夫没有退休，还在工作，早上必须很早起床，所以她晚饭后就回自己的房间，以免打扰他们。当她告诉我这些时，看起来有点难过，我想她可能有些抑郁。当我问起她过去的工作时，她脸上露出高兴的神色，告诉我她在一家罐头工厂上了 25 年的夜班。她热爱自己的工作，很怀念深夜边工作边唱歌的日子。当我请她唱上一曲时，她悲伤的表情一扫而光，满脸兴奋，高唱了一首经典的墨西哥民谣。看着她的动作，听着她的歌声，让人感觉十分美妙。原来她是个天生的"夜猫子"，她的生活环境让她无法做自己喜欢的事情。我建议她找一个在晚上排练的唱诗班或合唱团。最后我的病人满心欢喜地离开了。

如果你在工作时睡眠很好，那么只要你能抵制住诱惑，不对自己的睡眠模式做出较大改变，你就能更好地享受退休生活。许多在退休后出现睡眠问题的病人一旦恢复到原来的作息时间，就会睡得更好。

第 7 章

梦的解析

我们的梦是随机的，还是有某种无意识的意义？尽管人们对梦的猜想已经延续了数千年，现在也在进行越来越复杂的研究，但科学家仍然在研究"主动的潜意识思维"这一概念。不过答案已经非常接近了，而且非常重要——解开这个古老的问题可能会让我们弄清楚记忆和创造力的生理学。在接下来的内容中，我们将深入研究这个问题以及其他许多与做梦有关的问题，探讨其中的神秘之处。

为什么我很难记住自己的梦？

如果梦境中的奇幻事件发生在现实生活中，那就很难忘记。然而梦总是很难记住的。要想记住自己做的梦，你必须在睡醒之后立刻回想一遍，最好就在你刚刚醒来的时候。(这就是为什么有些人会在他们的床边放上纸笔，为的就是在忘记之前记录下他们的梦。)

然而，当你把处于快速眼动睡眠中的人叫醒时，他们大约有 80% 的概率会说自己做了一个梦，这是因为快速眼动睡眠阶段是你最有可能做梦的时候。在睡眠的其他阶段，你可能会产生碎片般的梦境图像，但梦中的细节远不及快速眼动睡眠阶段的梦境丰富。即使是那些声称自己从未做梦的人，如果在这段时间被唤醒，也经常会说自己刚才在做梦。

事实上，梦可能本来就是要被忘记的。快速眼动睡眠占了我们夜间总睡眠时间的 1~2 个小时。想象一下，如果每天早上你都要讲述 2 个小时的生动梦境，那会怎样呢？那样的话你肯定什么也做不成！梦很难被人记住，这可能暗示了梦的潜在功能：一方面可以巩固记忆，一方面有助于理解痴呆症等疾病。

为什么梦境如此奇妙？

有时候我们的梦十分生动、详细，以至于做梦的时候，你会把它当作真实的经历。只有当醒来之后回忆起梦境的片段时，你才会意识到自己做的梦实际上是多么奇怪。人在清醒的时候，大脑的前额叶扮演着总指挥的角色，会过滤掉不相关的信息，从而帮助我们制订计划、做出决定。当我们清醒时，大脑皮层的其他部分也在思考中发挥着作用。当我们进入快速眼动睡眠时，前额叶的活动减少，而新皮层的其他部分活动增加。在梦境中，你处于一个有着自己独特逻辑的非理性世界，你的思维方式会发生改变。做梦的奇妙之处在于此时大脑创造出了一个超现实的世界，并对此做出反应。

做梦有可能增强记忆力

大脑的高级功能让我们能够适应不断变化的环境并健康成长。它能够吸收新的信息，并将其与我们已经知道的信息整合，从而帮助我们更好地了解周围的世界。大脑中的任何神经活动，比如学习新事物，都必须以某种方式改变大脑中的记忆网络，以便将新记忆与旧记忆连接起来。与此同时，我们需要忘记那些不重要的事情。（如果我们什么事情都记得，大脑的效率可能会低很多！）这一设想是由神经科学家马修·沃克提出的。我们可能会在醒着的时候进行一些记忆重组和学习，但重组记忆和重置大脑功能的恢复性维护过程主要发生在我们睡觉的时候。这就是为什么我们在疲惫的时候很难思考问题，为什么我们在好好睡一觉之后大脑的效率会更高。

到目前为止，很难判断做梦是某种神经功能的一个随机副产品，还是具有某种意义的，但一些科学家认为，做梦可能是睡眠过程中情绪和记忆再加工的一部分。毫无疑问，我们在做梦时会体验到过去的记忆。这些记忆必须被激活，或者以某种方式进入我们的大脑活动，融入我们的梦境。哈佛大学的罗伯特·斯蒂克戈尔德博士等人指出，这种理论的基础是，做梦是大脑从早期经历中重新激活并修改记忆和情感的过程。这就解释了为什么我们在梦中会把新旧记忆混合在一起。如果这些理论是正确的，那么做梦就是大脑用来提高我们适应能力的机制之一，可以让我们适应自己不断变化的意识世界。

对梦的研究也表明，记忆功能反映在梦境的真实内容中。在人类和啮齿类动物中，清醒时学习某项任务时的神经元放电模式在训练后的睡眠中会被重新激活。在老鼠的海马体中，大量神经元的同步记录显示，研究人员在老鼠在环形轨道上寻找食物时观察到的特定模式和神经元放电序列，在随后的睡眠中再次出现。对人类的正电子发射计算机断层扫描研究表明，学习时被激活的大脑区域会在接下来的晚上睡觉时被选择性地重新激活。这证实了睡眠可以帮助巩固记忆的观点。正如马修·沃克所说："做梦是为了记住，做梦也是为了忘记。"

做梦有可能提高创造力

创造力不仅对艺术很重要，还为我们提供了适应新环境的工具，它也是解决问题的关键。神经科学刚刚开始了解大脑产生创造性思维的生物机制，而其中许多机制在我们睡觉和做梦时处于最佳状态。

我们在醒着的时候，无法长时间忽视我们周围的世界。我们的感官不断地接收新信息，我们必须处理这些信息，并迅速做出反应。然而，当我们睡着时，我们就脱离了外部世界的刺激。处于安静睡眠中时，尤其是在做梦时，大脑会提取我们清醒时一直在思考的信息，并扫描我们大脑的其他部分，寻找与这些信息的联系，这往往会产生新的、可能超现实的思想交融。经过快速眼动睡眠期间这种神经活动的交互作用，新的想法会进入我们的意识之中。如果我们能记住这些想法，它们就能让我们对清醒时反复思考的事情有深刻的认识。

噩梦的困扰

如果你是一个对自己的作品感到害怕的画家，你可能会改变自己的绘画风格，创造一些不那么可怕的东西。我们可以把噩梦想象成大脑创造的恐怖艺术，梦来自做梦的人。

消除噩梦的第一步是清除任何可能干扰睡眠的外部因素。任何干扰睡眠的事物，包括打鼾、外界的噪声和身体不适，都能在梦中把你唤醒，从而使你更清楚梦的内容。例如，如果你睡觉的时候肚子太饱，有胃灼热的感觉，你就可能会做噩梦，这就是为什么有些人会把噩梦归因于某些特定的食物。如果你经常做噩梦，尤其是在上半夜的时候，那么在睡觉前的几个小时内不要吃任何东西。

噩梦也可能是某种身体疾病的症状。例如，涉及溺水或被活埋的噩梦可能是阻塞性睡眠呼吸暂停引起的，这种疾病会使人在睡觉时呼吸困难。一旦睡眠呼吸暂停得到治疗，噩梦很快就会消失。

如果你发现没有什么外部因素干扰你的睡眠，但你仍然受到噩梦的困扰，那你可以学着改变自己的梦。有两种方法，可以单独使用，也可以结合使用：梦境排练和清醒梦。梦境排练需要你在醒着的时候思考那些反复出现的梦，并想象它们怎样才能有不同的结局。你可以自己尝试，也可以在治疗师的帮助下完成。采用清醒梦这种方法时，你要意识到自己正在做梦，同时还要保持做梦的状态。

反复出现的梦境有可能来自反复出现的想法

大多数人都做过反复出现的梦，即在梦中反复体验某种元素或主题。常见的主题包括跌倒、飞翔或迟到。如果梦是我们思想和感情的重要反映，那么就可以得出这样的结论：反复出现的某个梦一定有某种意义，或者没有意义。

梦是很难被记住的，除非你在清醒时花时间有意识地加强对梦的记忆。如果你在醒来时思考一下刚才做的梦，那你就获得了对它的记忆。之后，这一记忆可以在你的睡眠中被再次激活。因此，只要有意识地记忆某个梦，就能增加那个梦重复出现的机会。

也就是说，反复出现的梦可能是未解决的情感问题的一种表现。反复出现的图像甚至可能是卡在某个循环中的信息碎片。如果说做梦是大脑在处理和删除信息，那过度沉湎于反复出现的梦境中就有点像把垃圾扔掉后再收集起来，然后又把垃圾带回家。

如果你被反复出现的梦境困扰，可以尝试一下下文中的梦境排练和清醒梦两种方法。治疗师也可以帮助你探索不断重复的梦境背后可能存在的情感问题。

梦境排练：改写我的梦

当你做了一个非常可怕的梦时，自然想要避免再去想它。但当你独自一人躺在床上思考时，噩梦的记忆可能会让你害怕入睡。睡眠越少，大脑进入快速眼动睡眠的压力就越大，在这种状态下，噩梦很可能再次发生。可以采用一种叫作梦境排练的方法来打破这种循环。想想梦里的什么东西让你感到害怕，怎样才能让你的梦变得不那么恐怖。例如，如果你梦到被一个怪物压住，想象一下那个怪物变成了一个雪人，正慢慢融化。发挥你的想象力，想象自己的噩梦最终变得很好玩儿，怎么想都可以。可以在白天进行想象，离你的床远一点，然后等到该睡觉的时候，提醒自己想一下你改写的结局，然后满怀期待地睡觉、做梦。一定要不断地提醒自己：梦是你创造的艺术，你可以改变这件艺术品。

清醒梦：控制我的梦

在普通梦境中，做梦的人被迫对一个失控的世界做出反应。然而，当我们意识到自己在做梦时——与此同时我们仍继续停留在梦里——我们会发现自己置身于一个自己创造出来的世界，而这个世界的唯一规则就是我们想象力的极限。

这就是所谓的清醒梦。主动控制和操纵我们的梦是一种独特的体验，这实际上是一种意识状态的改变。清醒梦早就存在，可以追溯到古代，但它在西方文化中的普及要归功于美国心理学家斯蒂芬·拉伯奇博士。

尽管许多人报告说他们在做梦时能意识到自己在做梦，但清醒梦并不常见。以年轻人为例，尽管年轻人会出于本能地说他们有过清醒梦的特殊经历，但是研究表明真正有过清醒梦的人只占人口的 10%。最大的问题是：清醒梦是能够学会的吗？我们周围不乏学习和练习清醒梦的研讨会、静修班、书籍和在线视频，市面上甚至还有有益于清醒梦的膳食补充剂和各种设备——还有更多手段正在酝酿中。所有这些都可能增加做清醒梦的机会，但不是每个人都能学会自如地做清醒梦。

如果你对学习做清醒梦感兴趣，那么第一步就是在做梦时意识到那是一个梦。一种能实现这一点的技巧叫作真实性测试：每天练习仔细观察事物，多练几次，比如观察自己的手，这样一来，当你处于梦境中时，你可能会看着自己的手，意识到它有些不同。这是一个让你知道自己在做梦的方法。做清醒梦最难的一点是什么？最难的是你需要在自己没有醒来的情况下意识到这是一个梦。这可能令人吃惊。然而，通过练习，你可能会习惯这种体验，并能够保持睡眠状态。如果你能做到这一点，你就可以开始尝试操控你梦境中的世界了。

动物也会做梦吗?

也许，有些动物也会做梦。我们知道许多哺乳动物都有类似于快速眼动睡眠的睡眠，在鸟类、蜥蜴，甚至鱼类身上进行的实验也证明了这一点。在快速眼动睡眠中，来自脑干的信号会让我们进入一种暂时的瘫痪状态，这被称为快速眼动张力缺失，它会阻止我们大部分肌肉运动。在对猫的实验中，这个信号被移除，结果人们观察到睡眠中的猫在活动，并做出一系列复杂的行为，这些行为与现实状况无关。后来，在脑干信号失灵的人身上也发现了类似的行为，这些人报告的梦境内容与他们被观察到的行为是一致的。我们可以有把握地推断，在快速眼动睡眠中，被实验控制的猫的行为是由于它受到了某种内部刺激——换句话说，它很可能在做梦。如果猫能做梦，那么其他动物也能。在梦的世界里，我们并不孤单。

第 8 章

记录自己的睡眠史

遭受不必要的睡眠障碍困扰的人不计其数，但绝大多数人的症状都可以通过合适的方法得到缓解。我的经验表明，只要根源问题得到恰当的解决，很少有人的睡眠得不到改善。如果在掌握了本书中的所有信息后，你仍然有睡眠问题，那你可能就应当去看睡眠专家了。

　　与其他医学专业相比，做一名睡眠医生是一项非常有趣的工作，因为我的大多数病人都好转了。在睡眠门诊里，我几乎每天都能听到有人说，自从他们改善了睡眠后，他们感觉非常好，非常希望自己当初能早点寻求帮助。在本书最后一章，我将带你前往一个虚拟的睡眠诊所，并介绍一下如何找到合适的医生，讨论一下你在问诊时可能会遇到的问题（以及你的回答可能意味着什么），以及在睡眠评估中可能遇到的问题。

找到合适的睡眠医生

如果你告诉医生你大部分时间都感到很疲惫，而医生说所有人都会感到疲惫，那么是时候换一个医生看病了。

关于如何帮助人们改善睡眠，许多医生在这方面的知识还不够。特别是考虑到普通门诊的诊疗时间限制，医生往往不愿意询问患者的睡眠习惯，他们更愿意待在舒适区，避免捅了马蜂窝惹上大麻烦。如此一来，即便是问诊了，但睡眠问题仍然无法得到彻底解决。这种情况完全可以避免。如果你的睡眠问题持续存在，而你的医生却不重视这个问题，那么是时候去找一位睡眠医生看看了。

请大家记住，一定要去一家官方认证的睡眠医学机构找一位经过认证的睡眠专家看病。美国许多睡眠医学诊所都没有经过官方认证。在进行预约时，请确认该睡眠诊所及其医生都是经过官方认证的。许多睡眠医生都接受过其他专业的医学培训，如果医生之前接受过肺部医学培训，那就再好不过了，因为寻求睡眠咨询的最常见原因是检查是否患有阻塞性睡眠呼吸暂停。一些社区也有受过行为睡眠医学专业培训的心理专家。

临床睡眠医学诊所与其他医疗机构的接诊程序类似。作为一名新患者，你需要填写一些资料，其中包括一份关于你的总体健康状况和睡眠史的问卷，然后会有一位睡眠医生接诊。他会详细记录你的病史（见下文），随后进行身体检查，这有助于进一步提供信息，以得出初步诊断结果并制订治疗计划。遇到睡觉打鼾或可能存在睡眠呼吸暂停的情况，身体检查主要集中在喉咙、鼻腔和口腔等可能发生阻塞的区域，同时还会考虑心脏病、糖尿病或其他慢性疾病等因素。

需要了解和考虑的因素有很多，因而初次就诊的患者一定不要着急。你可能需要做一些确认性检查，比如血液检查或 X 光检查，但最常见的检查是多导睡眠图测试，用以检测你的睡眠质量——关于这一点，后文《睡眠评估》一节有详细阐述。

记录自己的睡眠史

患者的睡眠史是非常宝贵的诊断资料，尤其是在诊断慢性失眠的时候。我会询问你每晚的平均睡眠时长、睡眠质量、睡觉的时间，以及你在睡觉时的心理状态。此外，我还想知道你的感受：你现在的睡眠与你期望的或以前的睡眠有什么不同？如果有同伴能在旁边证实或补充患者的睡眠问题，效果往往会更好。

以下是医生在记录你的睡眠史时会问的 5 个基本问题，以及你的回答可能会说明什么。

1. 你是入睡困难还是保持睡眠状态困难，或者两者都有？

相比于保持睡眠状态困难，入睡困难的问题更容易解决一些，尤其是当病人愿意改变生活方式的时候。面对入睡困难的病人，医生通常会建议推迟就寝时间，固定起床时间，同时改变某些生活方式，比如傍晚之后不要摄入咖啡因。

老年患者和那些多年睡眠不佳的患者更有可能难以保持睡眠状态，这是慢性失眠的典型症状。这些患者往往在睡觉时过度警觉，难以保持睡眠状态。本书第 3 章《失眠了怎么办？》所给出的各种方法可以极大地改善他们的睡眠。

如果病人没有入睡困难，只会在夜间醒来几次，而且很快就能再次入睡（比如不超过 5 分钟），那么这很可能是身体原因干扰了他们的睡眠，比如慢性疼痛或周期性肢体运动障碍等。

2. 睡眠问题是怎么出现的？持续多久了？你认为是什么原因导致的这个问题？

人们不会因为几个晚上睡眠不佳就马上去看睡眠医生，他们通常会首先向朋友和家人寻求建议，有时甚至不只是建议（比如服用安眠药）。一般情况下，那些可能导致睡眠质量下降的因素都会消失，他们会恢复良好的睡眠。如果以后又有什么事情再次引发失眠，他们就会尝试之前有效的方法。这可能会再次奏效，从而让他们确信自己已经找到了解决方案。但如果新一轮失眠发生后，之前用过的方法不再奏效，他们就会尝试新的方法。尽管失眠状态会随着时间的推移而起起伏伏，但最终，随着良好睡眠的时间越来越短，失眠症状可能会越来越严重，直到失眠主宰了整个夜晚。他们偶尔可能也会睡个好觉，这会缓解他们的症状，但也会让病人感到烦恼，因为他们想知道为什么他们在某些晚上睡得好，而在某些晚上睡不好。确定病人在这一过程中的位置有助于弄清导致失眠的原因，只有这样，我们才能够弄清楚为什么以前的方法失败了，并确定有效的治疗手段。

3. 你是渴望睡觉，还是把睡觉看成一种麻烦或负担？

对有些人来说，睡觉是一天中最美好的时光；但对有些人来说，睡觉是一天中最糟糕的时光。对我们大多数人来说，睡觉只是日常生活的一部分。我需要知道患者是如何看待睡眠的，以及他们为什么想睡觉。例如，你认为睡眠是一种恢复元气的过程，还是逃避不快乐生活的方式？你是把睡眠看作忙碌之余正当的休息方式，还是把它看作一种迫不得已的负担？

如果一个人饱受睡眠不足之苦，但很想睡觉，那我更倾向于认为其失眠可能是身体原因造成的。如果一个人说一想到要睡觉就感到害怕，我认为这可能是心理问题，比如精神创伤、负面条件反射或与睡眠相关的联想。

4. 在过去，你认为什么样的睡眠是良好的睡眠？

这个问题的答案给了我们一个目标。如果你在成年后的大部分时间里平均睡眠时间是 7 个小时，但现在只能睡 6 个小时，而你想睡 8 个小时，那么我会建议你设定一个更现实的目标，回到之前每晚 7 个小时的睡眠。如果你把打鼾归咎于体重增加，那我会问你体重较轻时是否打鼾。如果答案是否定的，那么恢复到原来的体重可能是一个有用的目标。当退休的病人抱怨睡眠不好时，我会询问他们退休前睡眠良好时的作息安排。

5. 你在不同的地方睡觉会感觉不一样吗？

我们在睡眠评估中经常遇到这样一件有趣的事情：人们把电线和传感器连在身上，睡在之前从未睡过的卧室里，之后他们竟然会说他们睡得很好。（而且睡觉期间摄像头会对着他们，第二天早上会有陌生人走进他们的房间。）但他们确实睡得很好，屡试不爽。失眠患者往往在自己家里睡得很差，但只要不睡在他们自己的床上，他们都能睡得很好。

我的一个病人自从继承了家族财产后就一直失眠，因为他感到自己责任重大，需要好好管理家里委托给他的钱财，因而他的床上到处都是财务报表，晚上睡觉前他也在查看这些报表。他把床当成了工作场所，而不是睡觉的地方。后来他把这些文件搬出卧室，结果马上又能睡得很香甜了。我在撰写毕业论文的研究生身上也看到了类似的情况：学校的各种文件散落在他们的卧室里，时刻提醒他们有未完成的工作。

难怪他们在那种环境下难以入睡！

卧室应该是一个宁静和安全的地方。为了你的睡眠健康，到其他地方学习或工作，一定要保留住这最后的庇护所。

这 5 个问题是最基本的问题。此外，我还扩大了睡眠史的调查范围，询问病人以下可能妨碍睡眠的外部因素和行为习惯的问题：

• **家庭情况**。为了帮助患者睡得更好，我需要了解患者家里的睡眠动态，知道其他家庭成员或室友的睡眠状况，比如在你的睡眠环境中是否有伴侣、孩子或宠物，你是否在照顾家里的其他成年人，是否有其他影响你睡眠的社会因素，等等。许多人承认伴侣不在时他们睡得更好，并为此感到内疚。如果是这样的话，这个伴侣可能有睡眠问题，但没有得到解决，从而影响了病人的睡眠；也可能是这对夫妇有着截然不同的睡眠习惯或相互冲突的作息时间；甚至有可能是二人之间的关系问题干扰了病人的睡眠——这需要进一步探究。卧室里的宠物也是个容易引发争吵的问题，尤其是出现过敏的时候，或者宠物只属于双方中的一个人的时候。

- **睡觉的地方。** 我从不认为人应当一直睡在自己卧室的床上。有些人在家里的一个地方睡着了，醒来后又换到另一个房间继续睡。你可能是第一个睡着的，但你的床伴的鼾声会把你赶下床。已经有数不清的成人告诉我，当他们的孩子半夜爬到父母的床上后，他们在一张很小的儿童床上度过了许多个夜晚。

- **睡眠时间。** 你通常是怎么安排睡眠时间的？工作日的睡眠时间和休息日或假期的睡眠时间有什么不同？周末睡两个多小时的懒觉表明工作日期间睡眠严重不足。倒班或弹性工作时间也会导致睡眠问题。如果上第二班或第三班的工人试图在休假期间尽可能按照其他家人的作息时间睡觉，那随之而来的睡眠时间变化可能会对他们的昼夜节律造成严重破坏。那些能适应这些作息时间的人通常在休假期间保持类似的作息时间，或者他们已经习惯于将自己的睡眠分为两部分，以适应家人和工作的需要。（随着年龄的增长，我们越来越难以适应作息时间的变化，这就是为什么人们抱怨倒班让自己筋疲力尽。）

- **压力。**你在自己家里感到安全吗？有时人们会告诉我他们在生活中的压力，我想在如此紧张的情况下他们能睡得好那才奇怪呢。

- **药物、咖啡因与酒精。**你尝试过哪些药物（包括处方药、非处方药和辅助药物）？服用这些药物后你有什么感觉？此外，我还会询问咖啡因和酒精的摄入情况。

- **健康问题。**最后，我还会询问有关过敏和相关的家族病史。像不宁腿综合征这样的睡眠障碍往往会在家族中遗传。我还会深入研究患者的心理健康史，比如他们是否曾因抑郁症或自杀想法接受过治疗。此外，我也会考虑影响健康的外部因素，比如宠物皮屑等。

睡眠评估

测量睡眠质量的方法有很多，新技术也在不断涌现，进一步增加了医生的诊断手段。测量睡眠质量最经典、最常见的方法是对整晚的睡眠进行记录，这种方法被称为多导睡眠图。

多导睡眠图测试是在睡眠研究中心或睡眠实验室进行的。通常你会被要求在晚餐后到达睡眠研究中心，在那里换上睡觉的衣服。那里会提供一个舒适、隔音的睡眠环境，干净整洁的床上用品，温度控制装置，以及淋浴设施（你可能想在研究结束后冲洗一下身体，洗掉传感器上的胶水）。如果你愿意的话，第二天早上你应该可以直接去上班。

舒适地躺在床上之后，技术人员会在你的身体上连接几个传感器，用来测量脑电波、眼球运动、身体运动、肌肉张力、呼吸模式、氧气水平和心率。在你在实验室睡觉的整个过程中，训练有素的技术人员会通过远程红外摄像机对你进行观察，如果哪个传感器脱落或者你需要帮助，他就能够进行干预。

从整夜的睡眠记录中可以获得数十种数据。所有数据由另一名睡眠专家进行处理，他将对不同的睡眠阶段进行评分，并将所有异常的呼吸、心脏、脑波或运动现象制成表格。睡眠评估将确定你实际睡眠的时间与你在床上的时间、你入睡所花的时间（睡眠潜伏时间）、你进入第一次快速眼动睡眠 / 做梦阶段所需的时间（快速眼动睡眠潜伏时间），以及深度睡眠和浅睡眠的时间。（有趣的是，一些声称自己根本没睡的参与者在研究过程中确确实实地睡着了。）

　　睡眠评估可以发现导致当事人在夜间醒来的原因，比如呼吸困难或不正常的身体运动。它还可以确定睡眠中的暴力行为是发生在快速眼动睡眠阶段还是慢波睡眠阶段，这一区别对诊断和治疗都很重要。不过从另一个角度来说，睡眠评估只能说明一个晚上的睡眠状况。如果当事人几乎一夜没睡，可能会出现假阴性结果，这就需要重复该过程。

　　现在的技术使得人们可以在家中进行睡眠评估。有些家庭睡眠测试设备可以直接寄到你的家门口，你只需在测试完成后将其邮寄回去就可以了。与传统的睡眠实验室评估相比，家庭睡眠评估的优点是更便宜、更方便。不过，它也有一些缺点。因为你身边没有受过训练的技术人员，所以如果某个传感器脱落或者某个环节出现故障，没有人会实时解决问题。家庭睡眠评估记录的数据种类较少，而且关注面一般也比较窄，主要是用来识别睡眠呼吸暂停问题。如果病人患有其他问题，比如癫痫、二氧化碳浓度升高，或异常的肢体动作，比如踢腿或梦游，家庭睡眠测试设备可能监测不到。此外，家庭睡眠评估经常会低估睡眠呼吸暂停的严重程度，假阴性结果可能需要你重复进行家庭睡眠评估，或者进行更全面的实验室睡眠评估。在实验室进行睡眠评估对患有严重睡眠呼吸暂停症的人来说更有利，因为技术专家可以在前半夜进行确诊，在后半夜尝试不同的治疗方案。最后一点，家庭睡眠评估还没有得到充分的验证，无法用于评估儿童的睡眠障碍。综上所述，有时在家中进行睡眠评估对你来说是最好的选择，比如，你住的地方距离官方认证的睡眠诊所太远，或者你因为某种原因难以离开家，或者你因为某种原因无法进行实验室睡眠评估。

最后需要说明一点：无论是在家里还是在官方认证的睡眠中心进行的睡眠评估，都只是诊断工具，最为重要的是临床医生解读测试结果的能力。

后续工作

睡眠评估最关键的部分是评估之后的后续工作。在完成评估、制订治疗计划之后，你和你的医生必须再次见面，看看你的问题是否得到了充分解决，睡眠质量是否发生了变化。

使睡眠评估更加复杂的是，你可能患有不止一种睡眠障碍，而且一种障碍可能会引发另一种障碍。例如，那些患有阻塞性睡眠呼吸暂停的人通常会因为呼吸困难而在夜间醒来，频繁醒来会养成不良的睡眠习惯，进而导致慢性失眠。好消息是，经过认证的睡眠专家能够分析出你的各种睡眠问题，帮助你睡得更好，生活得更健康。

结　语

你能睡得更好

　　现代睡眠科学在很短的时间内取得了长足的进步。睡眠的真正作用在于，如果我们的睡眠质量很好，我们就能活得更健康、更长久、更愉快。这是自我关爱的终极形式，而第一步就是要把高质量的睡眠放在首位。尽管剥夺我们睡眠的社会压力可能会让人感到冷酷无情，但随着睡眠科学的进步，随着我们对睡眠健康的重视，未来看起来确实充满希望。新的现实是，我们醒来时不再会感到疲惫，我们会因此更加健康。我希望这本书能帮助你明白这样一个道理：你和你所爱的人都能睡得更好。

致　谢

　　拙作得以成书要感谢很多人。本书的最初创意来自凯瑟琳·考尔斯（凯蒂·考尔斯），是她联系了斯坦福大学的艾琳·迪吉塔莱，希望找到一位作者写一本关于睡眠的书。幸运的是，艾琳和丽萨·金推荐了我。联系上我之后，凯蒂带我去见了工匠出版社（Artisan Books）的编辑布里奇特·门罗·伊特金。直到认识了布里奇特之后，我才真正体会到图书编辑工作的艰辛。现在我知道一位优秀的编辑能做什么了——她帮我为这本书做了整体规划。工匠出版社协助创作本书的团队成员包括莉亚·罗内恩（出版人兼编辑主任）、卡森·隆巴迪、伊莉斯·拉姆斯博顿、尼娜·西蒙诺、庄雪、南希·默里、艾丽卡·黄、艾利森·麦克基宏、特蕾莎·科利尔、艾米·迈克尔逊和帕特里克·泰丁格。谢谢大家，希望大家都能睡得很好。

亚历克西斯·利普希茨拿到的本书手稿句式烦琐、语义啰唆、语法不通、逻辑欠佳，但经过他的生花妙手，这些文字最终变成了现在这样通顺优美的文本。我深知这实属不易，谢谢您！

非常感谢我的导师们，他们教会我如何成为一名睡眠医生。首先感谢蒙特福医疗中心的迈克尔·托皮博士。如果没有迈克尔，我不可能来到斯坦福大学，也不可能有幸直接受教于资深睡眠专家克里斯蒂安·格力米纳特博士和威廉·比尔·迪蒙特博士。比尔为人和蔼可亲，丝毫不吝提携后辈，因而我才得以继承他的衣钵，给斯坦福大学的学生讲授睡眠的重要性。还要感谢沙伦·基南博士，他耐心地教导我如何分享这些信息。

在撰写本书的整个过程中，我的妻子和孩子一直在鼓励我、支持我，每天早上都激励我起床。我爱你们。

最后，感谢我的病人。如果他们没有教会我这么多，我就不可能写出这本书。无数患者都信任我，愿意让我做他们的医生。我对他们感激不尽。